ROGÉRIO LIPORACI, PhD
AUTOR BEST-SELLER

A NOVA CIÊNCIA DA DOR

Verdades científicas explicadas que libertam seu corpo, acalmam sua mente e tiram o medo de se mover

Gente editora

Diretora
Rosely Boschini
Diretora Editorial
Joyce Moysés
Editora
Rafaella Carrilho
Assistente Editorial
Mariá Moritz Tomazoni
Produção Gráfica
Leandro Kulaif
Edição de Texto
Gabrielle Carvalho
Preparação
Debora Capella
Capa
Vanessa Marine
Projeto Gráfico
Márcia Matos
Vanessa Lima
Diagramação
Vanessa Lima
Revisão
Marina Montrezol
Bruna Fontes
Impressão
Grafilar

CARO(A) LEITOR(A),
Queremos saber sua opinião sobre nossos livros.
Após a leitura, siga-nos no **linkedin.com/company/editora-gente**, no TikTok **@EditoraGente** e no Instagram **@editoragente**, e visite-nos no site **www.editoragente.com.br**.
Cadastre-se e contribua com sugestões, críticas ou elogios.

Rua Deputado Lacerda Franco, 300 – Pinheiros
São Paulo, SP – CEP 05418-000
Telefone: (11) 3670-2500
Site: www.editoragente.com.br
E-mail: gente@editoragente.com.br

Dados Internacionais de Catalogação na Publicação (CIP)
Angélica Ilacqua CRB-8/7057

Liporaci, Rogério
A nova ciência da dor : verdades científicas explicadas que libertam seu corpo, acalmam sua mente e tiram o medo de se mover / Rogério Liporaci. – São Paulo : Editora Gente, 2025.
192 p.

ISBN 978-65-5544-648-7

1. Dor 2. Dor crônica 3. Fisioterapia 4. Reabilitação 5. Saúde I. Título

25-3770 CDD 615.82

Índices para catálogo sistemático:
1. Dor - Saúde

NOTA DA PUBLISHER

A dor é um dos grandes males silenciosos da humanidade. Ela limita, paralisa e, muitas vezes, transforma a vida em um constante desafio, independentemente da idade. Encontrar caminhos reais para lidar com ela de uma forma simples e efetiva é uma das grandes buscas da vida moderna.

É por isso que a obra de Rogério Liporaci é tão necessária. Mestre e doutor pela Universidade de São Paulo, Liporaci tem uma longa atuação na reabilitação de pacientes que sofrem com dores crônicas ou lesões, e possui uma abordagem muito humana, centrada na escuta de seus pacientes, não apenas em tratamentos e fórmulas frios. Com rara sensibilidade e profundo conhecimento, ele se dedica a ajudar pessoas a recuperarem sua autonomia e qualidade de vida, e se mostra não apenas um especialista em reabilitação, mas um verdadeiro mentor para aqueles que convivem com a dor e precisam de um olhar humano, científico e esperançoso. Como costuma dizer: só quem sente a dor sabe o tamanho dela.

Em seus livros anteriores, *Acredite: a vida sem dor é possível* e *Controle sua dor e comande sua vida*, o autor já conquistou milhares de leitores ao apresentar caminhos práticos e acessíveis para retomar a vida sem limitações. Agora, nesta nova obra, ele aprofunda sua visão com base em evidências científicas e anos de experiência clínica, revelando que a dor não é apenas uma questão física, mas uma experiência que envolve corpo, mente e ambiente.

Aqui, Liporaci nos mostra que a dor pode ser tratada e até ressignificada quando entendemos suas causas profundas e abandonamos a ideia de que apenas tratamentos complexos, caros ou milagrosos são eficazes. O que você encontrará nestas páginas é muito mais do que informações sobre tratamentos: é um convite para mudar a forma como enxerga e enfrenta sua dor. *A nova ciência da dor* mostrará que compreender a origem do desconforto e agir com estratégia é o primeiro passo para se libertar do medo. Você aprenderá que soluções práticas como o exercício físico, a educação sobre a dor e a autogestão podem se tornar aliadas poderosas em sua jornada de recuperação.

Convido você a mergulhar nesta leitura e a descobrir que há sempre um caminho possível para viver com leveza, autonomia e bem-estar.

ROSELY BOSCHINI
CEO e Publisher da Editora Gente

À Florence, minha filha.

No primeiro livro, você germinava em meu ventre emocional – e já era tudo.

No segundo, era broto que florescia nossos dias, enchendo a casa com a luz de seus passos pequenos e suas perguntas imensas.

Hoje, aos 5 anos, você é mais do que filha – é meu coração, solto pelo mundo, batendo do lado de fora do peito.

Quando chegar o dia em que você poderá ler este livro, espero que entenda que cada palavra que escrevi carrega algo de você: sua coragem disfarçada de riso, sua leveza vestida de curiosidade, sua presença que me ensina, todos os dias, o verdadeiro sentido de continuar.

Se este livro sobreviver ao tempo, que ele leve junto a certeza de que você foi – e sempre será – minha razão de lutar, de transformar, de recomeçar.

Onde quer que esteja, com qualquer idade, nunca se esqueça: você é o milagre mais bonito que eu tive o privilégio de presenciar com os olhos abertos.

Ao meu pai, Jorge.

Este livro também é para você, pai.

Você, que me ensinou tanto sem perceber e que carrega nas costas mais peso do que jamais deveria ter carregado.

Eu sei das dores que ninguém vê. Das lutas que você trava em silêncio.

Sei do cansaço, da tristeza escondida atrás de um "tudo bem", das promessas que você faz para si mesmo no escuro da madrugada.

E sei também da sua força. Porque mesmo quando tudo pesa, você continua aqui. Mesmo tropeçando, nunca deixou de tentar.

Há anos eu venho tentando encontrar a chave certa para abrir a porta de um futuro mais leve para você.

Ainda não consegui, mas eu nunca desisti.

E nunca desistirei.

Escrevo isso com um desejo teimoso no peito de que você ainda esteja forte no dia em que Florence – sua neta, sua flor – cruzar o palco da formatura, com o mesmo brilho com o qual você me viu crescer.

Que ela possa olhar para a plateia e encontrar você, sorrindo, de pé. Que possa aplaudir sua vitória também.

A vida ainda espera você voltar para ela com tudo. E eu estarei aqui, todos os dias, segurando sua mão, como você um dia segurou a minha.

Aos meus tios Luiz Bessa, Marta Curi e Elvira Chiconeli.

Do meu último livro até aqui, o tempo se encarregou de escrever capítulos profundos em nossa história familiar, e eles são presença indispensável na construção desta obra.

Entre o silêncio de uma despedida e a presença que ainda habita sem palavras, cada um desses capítulos me ensinou – à sua maneira – que há uma força serena que não grita, mas sustenta.

Tio Luiz e tia Marta brilham em outras paisagens, com a mesma leveza que deixaram por aqui. E Tia Elvira segue envolta no afeto que a família tece diariamente ao seu redor, como quem embala uma memória viva com o fio mais delicado do amor.

Meus eternos amores, assim como minha mãe, Malú, inabalável protetora.

NOTA DO AUTOR

A leitura desta obra não substitui o acompanhamento individualizado de profissionais de saúde, que se debruçarão sobre cada tipo específico de dor. O propósito deste livro é ampliar a compreensão sobre as dores musculoesqueléticas e oferecer estratégias baseadas em ciência que favoreçam o seu enfrentamento.

A ciência mostra que a primeira linha de intervenção na dor pode ser a autogestão, e ela começa com autoconhecimento: entender o que o corpo sinaliza e discernir uma dor que pode esperar um pouco daquela que exige atenção imediata. Este livro foi escrito para lhe entregar esse poder. Informação correta diminui a ansiedade, reduz sofrimentos desnecessários e evita a superlotação de serviços de saúde com demandas que não exigiriam atendimento urgente.

Mas nada disso exclui a importância de procurar ajuda profissional. Pelo contrário: a boa informação faz com que você chegue ao consultório preparado, consciente e capaz de reconhecer quem realmente segue as premissas desta obra: um profissional de saúde qualificado, que valoriza a ciência, o movimento e a sua autonomia.

O que você tem em mãos é uma ferramenta de encorajamento para que assuma o protagonismo na sua jornada, e, junto com o cuidado profissional adequado, encontre caminhos seguros para recuperar sua autonomia e qualidade de vida.

SUMÁRIO

PREFÁCIO

Gerir a sua emoção e os rumos do seu corpo é uma decisão que você precisa tomar. Decidir reinventar-se, transformar fracassos anteriores com as dores na sua força atual, na sua coragem, na sua capacidade de ser um ser humano muito mais bonito, saudável e inteligente.

Todos os dias, quando vier a vontade de desistir, um pensamento de que não vale a pena viver ou a impressão de que não há solução, você deve duvidar: "Eu duvido dessa ideia", "Eu duvido desse pensamento", "Eu critico essa falsa crença"," Eu critico o meu 'eu' frágil que não se reergue diante do caos". Diga a si mesmo: "Eu decido mudar a minha história. Eu decido escrever os capítulos mais importantes da minha vida".

A sua mudança pode começar com a leitura desta obra de Rogério Liporaci, fisioterapeuta de formação, clínico e pesquisador da dor física que, treinado pessoalmente por mim para gestão emocional, conseguiu unir as armas da ciência para minimizar a experiência dolorosa de quem convive com dores.

Um abraço do escritor e psiquiatra mais lido do mundo,
Augusto Cury.

INTRODUÇÃO

O INÍCIO DE UMA REVOLUÇÃO NA REABILITAÇÃO DA DOR

Imagine um paciente que, após anos de tratamentos complexos e avaliações especializadas sem sucesso, encontra alívio na simplicidade do movimento orientado. Essa é a história de Otávio, um marco na compreensão da dor musculoesquelética crônica - dores que ocorrem em áreas que participam da postura e da movimentação do corpo - e apenas um dos exemplos capazes de lhe mostrar que é, sim, possível aliviar a maioria das dores sem tratamentos complexos ou que prometem milagres, mas que, efetivamente, não entregam resultados à altura.

Este livro propõe uma mudança de paradigma, movendo-se da dependência de intervenções sofisticadas em direção à valorização da autogestão e de mudanças de atitude corporal documentalmente eficazes como ferramentas centrais na reabilitação. Por meio de evidências científicas e narrativas reais, exploraremos como abordagens simples podem oferecer soluções eficazes para a dor crônica.

Ao longo dos capítulos, discutiremos as bases científicas da dor - traduzidas para uma linguagem acessível de entendimento universal -, estratégias de educação em dor, suporte psicológico e a importância da progressão gradual nos movimentos dolorosos - de maneira controlada e consciente - e nas tarefas da vida, que não devem jamais ser deixadas de lado. Meu objetivo é empoderar profissionais de saúde e pacientes, promovendo uma reabilitação centrada na pessoa e baseada em evidências.

Convido você a se juntar a mim nesta jornada, para que possamos, juntos, ter uma real noção do poder transformador de uma abordagem simplificada e centrada na integralidade da construção da dor, aprendendo como entender a experiência e, assim, enfrentá-la de verdade.

CAPÍTULO 1

O PODER DA SIMPLICIDADE

A ILUSÃO DA COMPLEXIDADE: A VERDADE SOBRE O TRATAMENTO NÃO FARMACOLÓGICO DAS DORES MUSCULOESQUELÉTICAS

Nas últimas décadas, o tratamento não farmacológico das dores musculoesqueléticas floresceu – e, com ele, floresceram também as promessas da tecnologia, da hiperespecialização e dos métodos sofisticados de avaliação. Surgiram plataformas de análise de movimento 3D, softwares de mapeamento de dor, exames computadorizados ultramodernos e um mundo de testes.

A crença predominante era que quanto mais detalhado fosse o diagnóstico, mais preciso seria o tratamento. A ideia parecia lógica: entender cada centímetro do corpo, cada pequena falha biomecânica, para assim oferecer uma intervenção sob medida e garantir a cura.

No entanto, a ciência mostrou outra realidade: a real individualidade vem da história de cada um. A dor não é uma foto do local que dói. É um filme dinâmico, com enredo, em que podemos inserir um tratamento simples no roteiro para devolver cor ao cenário, mantendo os personagens firmes em sua trajetória.

O que estudos rigorosos comprovaram ao longo dos últimos dez anos é que, na maioria dos casos de dor musculoesquelética aguda e, principalmente, crônica, a intervenção mais eficaz é exercício físico regular, com tratamento pautado em exercitar o corpo, seja guiado pelo próprio paciente ou com auxílio profissional (e aqui vale citar que todos os artigos e demais materiais analisados estão referenciados no fim do livro).

Afinal, avaliações sofisticadas e investigações excessivas não aumentam significativamente a eficácia do plano de ação, ao passo que a autogestão, a exposição gradual ao movimento e a reeducação da relação com o corpo são mais determinantes do que qualquer laudo ou mapeamento.

A dor é uma experiência construída por fatores que estão no corpo, na mente e no meio em que se vive e interage – e não um defeito que precisa ser mapeado até a exaustão.

O QUE REALMENTE FUNCIONA? A EFICÁCIA REAL DOS TRATAMENTOS NÃO FARMACOLÓGICOS

Diante dessa constatação, é fundamental se perguntar: quais são, de fato, as intervenções não farmacológicas que mudam a vida do paciente?

Para começar, podemos apontar que, apesar do fascínio tecnológico, não existem evidências robustas de que aquelas avaliações hiperespecializadas, feitas com equipamentos caros, resultem em melhores desfechos clínicos para o paciente. Por outro lado, há evidências claras de que o que muda a história do paciente não são mais exames, mas sim mais movimento. E, para exemplificar isso, trago a história de um de meus pacientes.

Mas eu adianto: não quero convencer você a ser "fitness". Apenas quero mostrar que a dor que vem do movimento pode ser transformada em ensinamento para o corpo: ele aprenderá a se movimentar de uma maneira inteligente, que não provoque mais a sensação de que você vai se machucar.

OTÁVIO: A HISTÓRIA DE QUEM QUASE DESISTIU

Otávio era o tipo de paciente que carregava no olhar o cansaço de quem já havia tentado de tudo.

Aos 38 anos, dono de uma metalúrgica familiar com seu pai e seu irmão, corredor amador e apaixonado por *beach tennis*, também fazia musculação regularmente. Seu corpo, outrora fonte de orgulho e liberdade, havia se tornado um campo de batalha.

Tudo começou de modo quase imperceptível – um incômodo na região lombar após treinos mais intensos. Pequenas fisgadas, uma sensação de rigidez ao amanhecer. O que parecia ser algo passageiro se instalou e, aos poucos, invadiu sua vida: o medo de se mexer, a insegurança de pegar peso, a dúvida em cada passo.

Otávio fez o que a maioria faria: buscou ajuda. E assim começou sua saga pelas avaliações e intervenções mais sofisticadas que a medicina moderna poderia oferecer.

Primeira parada: uma clínica de biomecânica avançada, onde seu padrão de marcha foi analisado por sensores 3D. Resultado? Um desvio mínimo na pelve. Proposta: sessões intermináveis de reeducação postural, focadas apenas no mau alinhamento.

Segunda tentativa: um laboratório de fisioterapia esportiva com análise de força computadorizada dos membros. Diagnóstico: desequilíbrio muscular mapeado. Proposta: treinamento altamente específico e isolado, baseado em máquinas especializadas.

Terceira esperança: reabilitação neuromuscular guiada por *biofeedback* de superfície, para "corrigir" os padrões de ativação muscular "inadequados".

Quarta abordagem: manipulações vertebrais, terapia manual, agulhamento seco, massagens localizadas.

Quinta aposta: programas de controle motor refinado, focados em "ativar o músculo transverso do abdômen" e em "sincronizar a respiração com os chamados músculos do core", que ficam na região baixa do tronco e da bacia.

Em cada etapa, Otávio acreditava. Dedicava-se. Cumpria os protocolos com disciplina. Mas o alívio, quando vinha, era efêmero – e a dor logo retornava, somada à frustração, à sensação de ser "defeituoso", "intratável".

Todas as abordagens às quais Otávio se submeteu poderiam ter surtido algum efeito, mas é necessário, justamente para haver mais chance de sucesso, ampliar o raciocínio do "pedaço que dói" para a fragilidade do conjunto inserido em demandas da rotina. É essa relação de fatores internos e externos que explica se temos condições de dissipar no corpo as cargas das tarefas realizadas, se vamos sofrer ao fazê-las e se podemos executá-las. Adianto que, se há dor, quer dizer que seu conjunto interno precisa de gerenciamento, mas não necessariamente apenas aquele pedaço que dói.

Quando chegou até mim, estava esgotado. A dor era a mesma, mas sua confiança estava devastada e sua relação com o movimento, contaminada pelo medo. Ele havia se tornado um prisioneiro da própria dor – e, ironicamente, das próprias tentativas de "cura".

O REENCONTRO COM A SIMPLICIDADE: MENOS EXAMES, MAIS VIDA

Ao ouvir a história de Otávio, uma certeza se formou em mim: ele não precisava de mais laudos nem de mais diagnósticos; o foco deveria ser recuperar a confiança em seu próprio corpo.

Sentados frente a frente, enquanto ele listava exames, laudos, relatórios e terapias, interrompi gentilmente:

— Otávio, tudo o que precisava ser investigado já foi. A boa notícia é que você não está quebrado. Mas foi condicionado a acreditar que está. Nós não vamos fazer mais testes, vamos fazer algo muito mais difícil e poderoso: reconectar você com o movimento.

Minha estratégia foi simples – e, justamente por isso, revolucionária: musculação supervisionada, de corpo inteiro, respeitando suas sensações, mas com progressão planejada de carga; corrida reintroduzida gradativamente, sem metas de velocidade, apenas com o objetivo de se mover e sentir o corpo em ação mais uma vez; e carga progressiva semanal, priorizando a adaptação neuromuscular e emocional, não apenas a força física.

Vou listar aqui o plano prático de reabilitação que usamos com Otávio, para que você possa ver como não houve uso de tecnologias modernas que segregam pessoas entre as que podem obtê-las e as que não podem, nem de exames que esgotam a confiança dos pacientes por já terem sido realizados inúmeras vezes, sem entregar resultados. O momento era de exposição gradativa aos estímulos, aprendizado sobre limites e encorajamento para expandi-los pouco a pouco.

Semanas 1–2

- Treinamento resistido com 60% da carga subjetiva máxima, que seria uma carga que ele descrevesse como "moderada", sem ultrapassar a nota 6, após fazer o exercício, em uma escala de 1 a 10 de esforço percebido.
- Corridas com duração de dez a quinze minutos, em ritmo extremamente leve, sem objetivo de performance, apenas para recriar aos poucos no cérebro a imagem daquela tarefa, diminuindo o medo de a realizar.

Semanas 3–4

- Aumento para 70% a 75% da carga subjetiva.
- Corridas com duração de vinte a vinte e cinco minutos, introduzindo pequenos trechos de *sprints* (uma corrida mais veloz) a cada cinco minutos.

Semanas 5-6

- Sessões de musculação com foco em força máxima para grandes grupamentos musculares, realizando exercícios como agachamentos, treinos de remadas e supino, com carga testada até encontrar aquela que ele julgava ser exaustiva demais para fazer oito repetições.
- Corridas com duração de trinta a trinta e cinco minutos, promovendo sensação de fluidez e potência.

Nenhuma máquina complexa. Nenhum equipamento de resultados 3D. Apenas o básico bem-feito: movimento, progressão, escuta atenta ao corpo. E, acima de tudo, confiança restaurada.

— Se doer um pouco, não tem problema — eu disse a Otávio. — Dor não significa dano. Vamos avaliar a cada sensação percebida. O que estamos reconstruindo aqui não são apenas seus músculos, e sim sua autonomia.

A CIÊNCIA QUE RESPALDOU A TRANSFORMAÇÃO DE OTÁVIO

A jornada de Otávio, marcada por frustrações com abordagens complexas e finalmente transformada por uma intervenção simples e centrada no movimento, encontra respaldo sólido na literatura científica contemporânea.

Diversos estudos de alta qualidade confirmam que o exercício físico, independentemente da modalidade, é a intervenção não farmacológica mais eficaz para a dor musculoesquelética crônica.[1] E para quem pode associar treinos físicos a treinos supervisionados de comportamento e a avaliações psicológicas, o resultado também é muito bom.[2] Porém, para que os resultados saltem de fato, devemos associar isso tudo a outra intervenção poderosa, como foi o caso de Otávio: a educação do paciente sobre a dor.[3]

Esse tipo de educação visa alterar crenças limitantes sobre a dor e tem mostrado benefícios significativos. Tais abordagens associadas, como vimos no exemplo anterior, promovem a autogestão e reduzem o pessimismo, que são fatores cruciais na experiência – ou falta dela – da dor aguda e crônica.

A combinação de exercício físico, educação sobre a dor e algum nível de suporte psicológico constitui uma abordagem multimodal que potencializa os efeitos de cada intervenção isolada. Essa estratégia integrada é recomendada por diretrizes internacionais para o manejo da dor musculoesquelética crônica.

Portanto, a história de Otávio exemplifica como a simplicidade, aliada ao conhecimento científico, pode ser mais eficaz do que abordagens excessivamente complexas. Ao focar a progressão gradual do movimento e a reconstrução da confiança no próprio corpo, é possível alcançar resultados significativos sem a necessidade de avaliações sofisticadas ou intervenções invasivas, que devem ser deixadas apenas para os casos em que a simplicidade não surte efeitos.

EDUCAÇÃO SOBRE A DOR: COMPREENDENDO PARA TRANSFORMAR

A educação sobre a dor é uma intervenção terapêutica que visa modificar a compreensão do paciente a respeito de sua dor, promovendo uma mudança nas crenças e atitudes em relação à experiência dolorosa. Ela se baseia na premissa de que entender os mecanismos neurofisiológicos da dor pode reduzir o medo, a catastrofização (nome dado à reação exagerada a ameaças do mundo, com ideia de fracasso constante) e a evitação de atividades, facilitando o engajamento em comportamentos saudáveis.

Um estudo publicado no *Brazilian Journal of Pain* demonstrou que programas de educação sobre a dor, utilizando recursos como apresentações no computador e vídeos explicativos, resultaram em melhorias significativas na catastrofização, em aspectos físicos e na representação mental da dor em pacientes com dor crônica.[4]

Além disso, a educação em dor é uma modalidade de tratamento de baixo custo e fácil aplicação, podendo ser implementada em grupos ou individualmente, com o uso de materiais didáticos acessíveis. Essa abordagem permite que o paciente compreenda que a dor nem sempre está associada a uma lesão tecidual e que fatores como sensibilização central e aspectos psicossociais desempenham um papel crucial na experiência dolorosa.

SUPORTE PSICOLÓGICO E AUTOGESTÃO: ESTRATÉGIAS PARA O COTIDIANO

O suporte psicológico é fundamental no manejo da dor, pois aspectos emocionais como ansiedade, depressão e estresse podem amplificar a percepção da dor. No entanto, reconhecendo as limitações de acesso a serviços psicológicos especializados no Brasil, é essencial promover estratégias de autogestão que capacitem o paciente a lidar com sua condição de maneira proativa.

A International Association for the Study of Pain (IASP) destaca que a educação para o autogerenciamento da dor crônica visa acelerar a aprendizagem por tentativa e erro, fornecendo informações baseadas em fatos científicos e promovendo a aquisição de habilidades como solução de problemas, tomada de decisões e uso de recursos apropriados.[5]

Assim, podemos sugerir as seguintes estratégias de autogerenciamento: reinterpretação de sintomas, examinando crenças relacionadas à dor que podem causar comportamentos inadequados, como o medo de piorar a dor, contexto que leva o paciente a não praticar exercícios; persuasão social, com apoio de colegas que compartilhem experiências semelhantes; estabelecimento de metas realistas, para promover a sensação de progresso e de controle sobre a dor; e prática de mindfulness, uma técnica de meditação que auxilia na regulação emocional e na redução da percepção da dor.

Essas estratégias podem ser implementadas com o auxílio de materiais educativos, grupos de apoio comunitários ou programas on-line, tornando-se ferramentas valiosas para pacientes que buscam melhorar sua qualidade de vida apesar das limitações impostas pela dor crônica.

Assim como vimos na jornada de Otávio, muitas vezes a solução para a dor crônica não reside em avaliações complexas ou intervenções sofisticadas, mas na retomada do movimento e na reconstrução da confiança no próprio corpo. Além disso, no contexto brasileiro, em que o acesso a recursos especializados pode ser limitado, estratégias de autogestão mostram-se ainda mais relevantes. A implementação de programas educativos acessíveis e a promoção de práticas de autocuidado capacitam os pacientes a assumirem um papel ativo em sua reabilitação.

Em suma, a simplicidade, quando fundamentada em evidências científicas e adaptada às necessidades individuais, revela-se uma abordagem poderosa e transformadora no tratamento da dor crônica. Nesta obra, você encontrará uma jornada pelo verdadeiro significado da dor – aquilo que você sente ou pode vir a sentir –, para ajudá-lo a gerenciá-la com sabedoria e otimismo.

Lembre-se deste mantra que digo a todos os pacientes que me procuram: sempre há uma proposta física coerente para qualquer dor, lesão, sequela, doença ou idade que, se implementada e aplicada com constância, levará você a um lugar melhor do que onde está hoje.

Acredite! Vamos juntos.

CAPÍTULO 2

COMO A CIÊNCIA REDEFINE SUA RELAÇÃO COM A DOR

Em um mundo repleto de desafios e incertezas, onde o corpo se torna o campo de batalha das dores que insistem em se manifestar a cada movimento, a ciência surge como a luz que ilumina os caminhos da compreensão e da cura. É com essa mesma luz que convido você a embarcar nesta jornada de descobertas, na qual cada página nos ajuda a desvendar os mistérios que envolvem as dores em toda e qualquer parte desse nosso corpo que se movimenta e nos permite interagir com o mundo, sejam elas agudas – as que incomodam há três meses ou menos – ou crônicas. Não importa o tempo: elas têm solução.

A ciência de qualidade, com sua tentativa de ser o mais precisa possível, não se contenta em aceitar o sofrimento; na verdade, busca sempre as razões dele e, sobretudo, sua superação. Ela nos ensina que a dor não é apenas um sinal de alerta, mas um pedido de atenção do corpo que, quando compreendido, pode ser transformado em uma oportunidade de reequilíbrio e crescimento. É na meticulosa observação dos fenômenos corporais que encontramos as respostas necessárias para entender e tratar cada desconforto com a eficácia e a qualidade que a vida merece.

Todo avanço tecnológico que nos fez ver com precisão alterações corporais também aponta que, para a dor, isso não basta. Pelo contrário: por vezes observamos alterações que são fruto do uso do corpo e que não estão participando da construção da dor, e isso tem confundido muito pacientes e profissionais da saúde, que apostam suas fichas no fato de que tratar uma dessas alterações resultará na melhora da dor. Por isso, a ciência tem se voltado ao estudo meticuloso da vivência com o sofrimento e das interações do corpo com as rotinas físicas que, junto com sinais e sintomas, possam apontar com mais clareza um conjunto de causas que respondam melhor ao que ocorre na queixa dolorosa. Os exames deixam de ser o centro das atenções, e abrimos espaço para entender a dor por meio do enredo da vida física.

Para qualquer tipo de dor ou lesão – surgida por avanço da idade, hábitos não saudáveis, traumas ou mesmo fruto da aleatoriedade –, há dois tipos de intervenções possíveis. O primeiro são as chamadas intervenções "passivas", categoria formada por medicamentos, pomadas e massagens – ou seja, aquelas em que algo externo age sobre o corpo. O segundo são as intervenções "ativas", nas quais o corpo é orientado a realizar uma tarefa para remodelar uma estrutura, dar eficiência a um movimento ou ativar uma fisiologia interna que lhe dê alívio.

O que chamamos de método científico testa as intervenções antes de elas serem prescritas por profissionais de saúde. Todavia, é importante salientar que nem tudo que é testado pela ciência tem qualidade, e infelizmente nem tudo é testado antes de chegar a nós como tratamentos. É o caso da pseudociência, com tratamentos milagrosos e promessas vazias que prejudicam mais do que ajudam. Entender essa diferença é crucial para que você não seja enganado por intervenções sem base científica sólida – que, além de não resolverem a dor, frequentemente aumentam sua angústia, frustração e desesperança.

Este livro será seu guia seguro, conduzindo-o pelos caminhos sólidos das evidências robustas, amparadas por estudos publicados nas mais respeitadas revistas científicas mundiais. Aqui, ciência será sempre sinônimo de clareza, eficácia e segurança, filtrando somente aquilo que, na prática clínica, já transformou positivamente a vida das pessoas com dor.

Contudo, é importante reconhecer que adentrar o universo científico pode ser, a princípio, uma tarefa intimidadora. Os termos técnicos, os métodos experimentais e as estatísticas parecem pertencer a uma língua estrangeira, distante de nosso cotidiano. Mas é justamente nesse terreno aparentemente árido que germina a esperança, pois a ciência não se esgota em complexidades; ela se manifesta como a ferramenta que decifra a linguagem do corpo. E, se hoje você se sente perdido nesse emaranhado de informações, saiba que estou aqui para guiá-lo, passo a passo, nessa fascinante jornada de autoconhecimento e superação.

Imagine que cada dor – seja no ombro que carrega o peso das responsabilidades, no cotovelo que nos lembra das limitações ou no joelho que já suportou tantas quedas – é também um convite para um novo olhar, para uma reinvenção de nosso bem-estar. A ciência, com sua incansável busca por respostas, nos oferece não apenas tratamentos, mas também a chave para entendermos que a transformação pessoal começa pelo reconhecimento e pela coragem de enfrentar o desconhecido. É isso que nos guia em direção a uma vida na qual o corpo e a mente estejam em harmonia, superando as dores e celebrando as conquistas.

Neste livro, quero informá-lo sobre o que de fato pode ajudar no enfrentamento da sua dor física. Exploraremos os caminhos que unem a ciência à prática do cuidado com nosso corpo e discutiremos as evidências e os métodos que comprovam a eficácia dos tratamentos, sempre com um olhar otimista e esperançoso, pois acredito profundamente que o caminho atual das descobertas científicas para as dores no corpo, pautado na simplicidade do cuidado, nos aproxima de um futuro no qual o sofrimento dá lugar à qualidade de vida e à realização pessoal. Com coragem para questionar e sabedoria para compreender, embarcaremos juntos nesta odisseia, na qual o conhecimento se torna a ponte que conecta o presente de dores à promessa de um amanhã pleno e renovado.

Prepare-se para desbravar um universo em que o entendimento científico se alia à busca pela superação das dores, revelando que, embora o caminho do conhecimento não seja fácil, ele é, sem dúvida, um dos mais nobres que podemos trilhar. Afinal, é através da ciência que encontramos a esperança, a confiança e, principalmente, a certeza de que cada passo rumo ao autoconhecimento é um passo na direção da cura, se possível, e do bem-estar integral.

DOR NÃO É ACHISMO: COMO A CIÊNCIA TRANSFORMA SOFRIMENTO EM SOLUÇÃO

A dor é um enigma tão antigo quanto a própria existência humana, mas, ao mesmo tempo, revela-se uma das maiores fontes de aprendizado sobre os limites e as potencialidades de nosso corpo e nossa mente. Para compreendê-la de maneira científica, é preciso mergulhar em um universo multifacetado que envolve desde os processos bioquímicos até as complexas interações entre o sistema nervoso e o meio ambiente.

Mas calma. Não quero falar de fórmulas químicas nem rechear o texto com termos do "medicalês" – que tanto aflige os pacientes quando um profissional de saúde quer explicar o caso, mas não se atenta ao fato de que, além de não conhecerem esses termos, nesse momento as pessoas estão receosas e inseguras quanto à própria saúde. Nessa jornada, a verdade científica sobre o que é a dor nos convida a refletir sobre sua natureza, suas funções e, principalmente, como ela pode ser compreendida e administrada para restaurar a harmonia entre o corpo e a mente.

Do ponto de vista técnico, a dor é uma experiência sensorial e emocional que serve como um mecanismo de defesa primordial. Ela pode – veja bem, *pode*, mas nem sempre esse é o caso – ser desencadeada por estímulos nocivos, que variam desde um simples corte na pele até lesões mais profundas e complexas. Quando existe esse estímulo, o corpo detecta uma ameaça pela "ponta" de pequenos nervos, as chamadas "terminações nervosas" – e estas iniciam um caminho em direção ao cérebro, que, ao identificar esse impulso nervoso que correu todo o corpo até ali, começa a "entender" o que seria aquilo. Chamamos esse entendimento de "processamento da informação". O processamento permite que o organismo não só identifique a localização e a intensidade do estímulo, mas também desenvolva respostas comportamentais, ou seja, uma reação, liberando substâncias no corpo para mitigar o dano. Assim, a dor funciona como um alarme, uma mensagem que nos alerta sobre a necessidade de proteção e cuidados.

Porém, a dor não é construída apenas pela presença de lesão no corpo – às vezes, nem há propriamente uma lesão, mas há dor. O tamanho da dor e do sofrimento percebido recebe influências de outros fatores não relacionados à presença de lesão, como: um corpo já fragilizado, com músculos que estão aquém do necessário para efetuar movimentos plenos; um contexto hostil no trabalho ou na família; hábitos de vida não saudáveis; pensamentos ruins que ajudam a aumentar o medo do que possa estar acontecendo. Tudo isso tem a capacidade de amplificar o tamanho da dor e do sofrimento ou mesmo de *produzir* dor.

Muitas vezes, no entanto, podemos sentir dor sem necessariamente ter uma lesão. Quer um exemplo claro? Basta sentar-se no chão, esticar bem as pernas e, sem dobrar os joelhos, tentar alcançar os dedos dos pés. Pode ser que você seja muito flexível e esse movimento seja suave – porém, o mais provável é que logo comece a sentir dor em algum ponto das pernas. Volte à posição normal, e a dor vai passar.

Ocorreu alguma lesão em suas pernas para justificar a dor? Não. Mas houve dor, isso é inegável. Por quê?

Há muitos motivos: seu nível de flexibilidade e o costume que você tem de realizar movimentos assim; os sinais inconscientes de seu cérebro o avisando que se esticar além de seu limite pode ser prejudicial (categorizando a situação como "perigosa"); o nível de estresse e ansiedade de seu dia (quanto mais alto, mais prejudica sua flexibilidade); seus hábitos e estilos de vida (fumar, dormir pouco e ser sedentário também limitam os movimentos e podem causar maiores percepções e sofrimento). Todas essas informações são unidas em seu cérebro para lhe enviar um sinal de dor ao tentar alongar as pernas.

Viu como a dor pode surgir sem lesão?

Inclusive, pode surgir sem que o corpo esteja sofrendo perigo real. Se você tiver fragilidades físicas específicas, aliadas a pensamentos que pioram o entendimento do que está acontecendo e um ambiente percebido como hostil, a mente e o corpo ficam em estado de tensão, propiciando a ideia de dor e perigo.

A fibromialgia, por exemplo, é uma dor crônica que surge dessa maneira. A dor é real; quem sofre disso não está "doido", apenas tem um conjunto de fragilidades que é interpretado pelo cérebro como "meu corpo está em perigo" e gera como resposta dores fortes e incapacitantes.

Sendo assim, a verdade científica sobre a dor vai muito além do simples alerta biológico. Ela se mostra também como um fenômeno complexo e subjetivo, ou seja, que depende de um ponto de vista pessoal de entendimento. Sim, mesmo com fatores claros e objetivos, como a presença de um corte na pele ou ferida em uma articulação do corpo, a construção da experiência dolorosa depende de cada pessoa.

Estudos em neurociência e psicologia apontam que a dor crônica não é apenas a prolongação de uma resposta inflamatória, mas um processo chamado de "neuroplasticidade", em que o sistema nervoso se reorganiza de modo a perpetuar a sensação dolorosa mesmo após a resolução de um possível dano físico.[1] Essa plasticidade pode resultar em uma sensibilidade aumentada, por meio da qual estímulos antes neutros passam a ser interpretados como dolorosos.

Assim, a dor não é somente uma experiência física, mas também um sentimento que carrega consigo significados e memórias. Por isso, condições como a dor crônica muitas vezes estão associadas a quadros de ansiedade, depressão e estresse. Essa inter-relação complexa reforça a ideia de que o tratamento da dor não deve ser fragmentado, mas sim abordado de maneira integrada, levando em conta tanto os aspectos biológicos quanto os psicológicos.

Entenda: tratar a dor pautando-se apenas na possível presença de uma lesão no corpo é tratar "pela metade" ou mesmo errado. Se por vezes nem lesão precisa haver para a pessoa sentir dor, como vamos focar algo que não existe no corpo? É nesse ponto que a ciência moderna tem mostrado que as terapias multidisciplinares – combinando medicações, intervenções físicas e apoio psicológico – são as mais eficazes para aliviar o sofrimento dos pacientes e promover uma recuperação duradoura.[2]

Contudo, sabemos que nem todos têm acesso a um tratamento amplo. É por isso que, aqui, quero apontar os melhores caminhos para que você consiga se prevenir ou abordar sozinho uma dor que ainda não necessita de intervenção profissional, além de documentar as intervenções que os especialistas poderão usar com qualidade, de modo que você não perca tempo e dinheiro com tratamentos inócuos.

Outro aspecto fascinante da dor é sua relação com a consciência. A maneira como interpretamos e reagimos à dor pode transformar radicalmente nossa experiência dela. A meditação, a atenção plena e outras técnicas de regulação emocional têm ganhado espaço no tratamento da dor, pois ajudam a modificar a forma como o cérebro entende os sinais dolorosos. Ao treinar a mente para observar a dor sem julgamento, é possível reduzir a intensidade do sofrimento, o que revela que a percepção da dor é passível de modulação através de práticas de aprendizagem e emocionais. Isso nos mostra que a ciência não apenas identifica os mecanismos físicos contidos na dor, mas também oferece meios para que possamos reconfigurar nossa experiência com ela.

Do ponto de vista molecular, daquilo que vemos no microscópio, a dor também revela uma série de complexidades fascinantes. No corpo há substâncias próprias para variar o tamanho de uma dor – você não precisa gravar estes nomes, mas saiba que os mediadores químicos, como as prostaglandinas, as bradicininas e os neurotransmissores, como a substância P, desempenham papéis cruciais no transitar da dor pelo corpo e na adequação da quantidade de dor.

QUERO APONTAR OS MELHORES CAMINHOS PARA QUE VOCÊ CONSIGA SE PREVENIR OU ABORDAR SOZINHO UMA DOR QUE AINDA NÃO NECESSITA DE INTERVENÇÃO PROFISSIONAL.

Nas dores que acontecem com presença de lesão, há uma cascata de eventos bioquímicos que amplificam o sinal de dor, permitindo uma resposta rápida e eficaz do organismo. Com o avanço da pesquisa em biologia molecular, novas classes de medicamentos têm sido desenvolvidas para interferir nesses processos, tentando oferecer alívio mais específico e com menos efeitos colaterais.

No entanto, a dor é também um convite à reflexão sobre nossa própria existência e vulnerabilidade. Ela nos lembra, de modo constante e incômodo, que somos seres imperfeitos, sujeitos a limites e fragilidades. Esse reconhecimento pode ser transformador: em vez de encarar a dor como um inimigo a ser combatido a qualquer custo, a ciência nos ensina que ela pode ser entendida como um sinal de que algo precisa ser ajustado, seja em termos físicos, emocionais ou até mesmo existenciais. Ao acolhermos a dor e buscarmos compreendê-la, abrimos caminho para uma nova forma de autocuidado e autoconhecimento, na qual o bem-estar se torna uma construção contínua e integrada.

Portanto, a ciência atual da dor, que a estuda com um olhar crítico, específico e investigativo, mostra que ela é muito mais do que um mero incômodo físico. Trata-se de um fenômeno multifacetado que abrange dimensões biológicas, emocionais e até espirituais. E isso não faz dela algo sobrenatural, mas sim integral em sua construção. Ao compreendê-la, temos a possibilidade de transformar o sofrimento em aprendizado; a fragilidade, em resiliência; e a adversidade, em oportunidade de crescimento. Nesse sentido, cada avanço no entendimento dos mecanismos da dor representa não apenas um avanço na medicina, mas também um passo significativo na jornada do autoconhecimento humano.

Por fim, é importante reconhecer que a busca pelo alívio da dor é também uma busca pela qualidade de vida. A ciência nos oferece as ferramentas para decifrar os segredos da dor, identificar seus gatilhos e desenvolver estratégias que tentam nos aproximar o máximo possível da cura integral. E, embora essa jornada seja repleta de desafios e complexidades, também há esperança e possibilidades. Ao abraçarmos a verdade científica sobre o que é a dor, tornamo-nos não apenas mais bem-informados, mas também mais aptos a cuidar de nós mesmos e a construir um futuro no qual a saúde e o bem-estar prevaleçam.

A ESPERANÇA DE UM NOVO OLHAR SOBRE A DOR

Com esse novo entendimento, somos levados a ver a dor de uma forma diferente. Em vez de enxergá-la como uma inimiga implacável, podemos vê-la como uma mensagem – um alerta que nos convida a cuidar melhor de nós mesmos, repensar nossos hábitos e transformar nossos ambientes.

A descoberta de que a dor é uma construção biopsicossocial – ou seja, ultrapassa a parte física, pois também depende de aspectos sociais e psicológicos, combinados em graus variáveis em cada indivíduo – nos dá a oportunidade de desenvolver estratégias de prevenção. Ao identificarmos fragilidades corporais, reconhecermos padrões de pensamentos negativos e buscarmos ambientes mais acolhedores, podemos atuar de maneira proativa para evitar que a dor se torne crônica. Essa visão preventiva, aliada ao tratamento interdisciplinar, representa um verdadeiro avanço na forma como cuidamos de nossa saúde.

Imaginemos, por exemplo, uma pessoa que sofre com dores constantes no pescoço e nas costas. Tradicionalmente, essa pessoa poderia ser encaminhada para tratamentos apenas com o uso de analgésicos ou sessões de reabilitação ditas "passivas", focadas na intervenção externa sem modificações da estrutura corporal ou de como usar essa estrutura. No entanto, ao adotarmos a perspectiva biopsicossocial, entendemos que tais dores podem ser resultado de uma associação de fatores, como estresse acumulado, postura inadequada e/ou um ambiente de trabalho que gera tensão. Assim, o tratamento se torna mais completo: além das intervenções físicas, o paciente pode se beneficiar de sessões de terapia para lidar com a ansiedade ou mesmo aprender técnicas de relaxamento. A abordagem integrada não só alivia a dor, mas também promove uma transformação na maneira como o indivíduo se relaciona com seu corpo e o mundo.

A NOVA DEFINIÇÃO DA DOR E SUAS IMPLICAÇÕES

Segundo a definição atualizada pela IASP, "a dor é uma experiência sensitiva e emocional desagradável associada a, ou semelhante àquela associada a, dano tecidual real ou potencial".[3] Essa definição, simples em sua essência, é carregada de profundidade e significado, pois destaca que a dor é sempre uma experiência pessoal, que envolve a interpretação dos sinais do corpo, dos pensamentos e das interações ao nosso redor. Em outras palavras, o que uma pessoa sente como dor pode ser distinto do que outra pessoa vivencia, mesmo que ambas estejam expostas a estímulos semelhantes.

Essa individualidade da experiência dolorosa requer uma abordagem terapêutica personalizada. Não há uma fórmula única que se aplique a todos, mas sim um caminho que respeita a singularidade de cada indivíduo. Quando compreendemos que a dor não é uma entidade fixa e imutável, mas sim um fenômeno que pode ser modulado e transformado, surge a esperança de que cada um de nós possa aprender a lidar com ela de maneira mais saudável e eficaz.

A definição da IASP reforça também a importância de reconhecer que, em alguns casos, a dor pode existir mesmo sem uma lesão claramente identificável. Esse entendimento é revolucionário, pois desafia a ideia tradicional de que "sem lesão, sem dor". Ao aceitarmos que a dor pode ser uma construção que surge da interação entre fragilidades corporais, pensamentos hostis e um ambiente desfavorável, abrimos a porta para intervenções que visam a transformação da própria experiência dolorosa, e não só o alívio dos sintomas.

Essa nova perspectiva sobre a dor é, acima de tudo, uma mensagem de esperança. Ela nos ensina que, por mais desafiadora que seja a experiência dolorosa, ela pode ser compreendida e transformada. Com uma postura de autoconhecimento e cuidado integral, temos a oportunidade de identificar os gatilhos que perpetuam o sofrimento e de desenvolver estratégias para lidar com eles de modo mais eficaz.

A ciência moderna, com suas descobertas, nos mostra que a superação da dor passa pelo entendimento profundo dos nossos próprios mecanismos internos.[4] Ao reconhecermos que a dor é uma construção que envolve corpo, mente e ambiente, podemos desenvolver uma nova relação com ela – uma relação pautada na empatia, na compaixão e na busca contínua pelo equilíbrio. Essa transformação não ocorre de maneira instantânea; é fruto de um processo gradual de mudança de perspectiva, no qual cada passo rumo à compreensão é um passo em direção a uma vida mais plena e saudável.

OTIMISMO E A FORÇA DA MUDANÇA

A ciência tem o poder de transformar vidas. A compreensão da dor como um fenômeno biopsicossocial não só amplia nosso conhecimento, mas também nos empodera para tomar as rédeas de nosso bem-estar. Com essa visão, a dor deixa de ser um inimigo invisível e passa a ser um convite para o autodescobrimento e a renovação. Ela nos ensina a olhar para dentro, identificar fragilidades e encontrar forças para transformá-las em pontos de crescimento.

Cada descoberta científica, cada nova abordagem terapêutica, carrega em si uma mensagem de otimismo: a de que o sofrimento pode ser aliviado e a qualidade de vida pode ser resgatada. O reconhecimento de que a dor é uma construção que vai muito além da presença de uma lesão viabiliza intervenções que valorizam a singularidade de cada indivíduo. Isso significa que, independentemente de quão intensa ou persistente seja a dor, há sempre a possibilidade de mudança; sempre há a esperança de um amanhã melhor.

No campo da saúde, essa transformação é particularmente empolgante. Profissionais de diversas áreas – médicos, fisioterapeutas, psicólogos, terapeutas ocupacionais e profissionais de educação física – vêm se unindo para oferecer tratamentos que considerem o ser humano em sua totalidade. Essa integração multidisciplinar não só amplia as possibilidades de alívio, mas também promove uma visão de cuidado que respeita a complexidade da experiência humana. Em vez de tratarem apenas os sintomas, esses profissionais buscam entender as causas subjacentes da dor e, assim, oferecer estratégias para uma recuperação que abrange tanto o corpo quanto a mente.

A visão atual da dor nos mostra que o sofrimento não é uma sentença irrevogável. Pelo contrário, ele é uma oportunidade para repensarmos nosso modo de viver, buscarmos o equilíbrio e transformarmos nossas fragilidades em fontes de crescimento. Com otimismo e determinação, podemos trilhar o caminho da cura, abraçando a complexidade da dor e descobrindo, a cada passo, a beleza de cuidar de nós mesmos de modo integral. E essa transformação, que começa na aceitação de que a dor é muito mais do que uma simples resposta a uma lesão, nos impulsiona a priorizar intervenções que respeitem a totalidade de nosso ser. Em um mundo onde o estresse, a ansiedade e os desafios cotidianos parecem aumentar, a abordagem integrada se torna não só necessária, mas também uma fonte de esperança e renovação.

CAPÍTULO 3

QUANDO UM EXAME DEFINE INJUSTAMENTE SUA DOR

Na sala de espera fria de um consultório de ortopedia, onde o tempo parecia se arrastar em meio a murmúrios de pacientes ansiosos, eu esperava pelo meu momento de enfrentar mais uma vez a dor que há tanto tempo me acompanhava. A rotina, outrora vibrante e cheia de energia, transformara-se em um constante embate com um corpo que insistia em me lembrar de suas fragilidades. Era um dia nublado, e cada gota que caía lá fora parecia ecoar o peso da desesperança que se instalava em mim. Eu, ainda estudante de Fisioterapia, sem o conhecimento técnico de hoje, estava envolvido em uma espiral de pensamentos desesperançosos diante da dor que me privava das tarefas que tanto gostava de fazer como lazer.

Quando meu nome foi chamado, caminhei com passos lentos até o consultório. Lá dentro, o médico, um ortopedista de semblante sério e voz controlada, começou a conversa com o habitual olhar clínico de quem enxerga o mundo em termos de lesões e anomalias. Ele pediu que eu me sentasse e, com o olhar fixo em um monitor, iniciou a análise do exame de ressonância magnética, solicitado previamente ao agendar a consulta, para que o resultado já fosse conhecido durante nosso encontro. A imagem revelava uma hérnia de disco lombar, um diagnóstico que, para ele, era a explicação inequívoca de toda a dor que eu sentia.

— Aqui está, Rogério — disse ele, apontando para a tela —, uma hérnia de disco. Isso é o que está causando suas dores. Você precisará seguir uma série de restrições: nada de ginástica intensa, evite esforços que possam sobrecarregar sua coluna. A partir de agora, você terá que adaptar seu estilo de vida para proteger essa área.

As palavras do médico foram como um martelo que batia incessantemente em meu peito. Durante anos, a ginástica fora não apenas uma atividade física, mas uma fonte de alegria, de vitalidade. Agora, de súbito, uma lesão - ou a imagem de uma possível lesão - se tornava a justificativa para um futuro de limitações. Eu saí dali com o coração pesado, sentindo o desmoronar de minhas expectativas e o surgimento de um desamparo que eu jamais imaginara que pudesse abalar de modo tão profundo um homem acostumado a viver intensamente.

Aquele diagnóstico - fundamentado, segundo o médico, exclusivamente na presença daquela alteração no meu corpo como a única causa legítima para a dor - pintava um quadro rígido e excludente da minha realidade. O ortopedista, munido de um conhecimento técnico que privilegiava a visão mecânica do corpo, não via além da imagem da hérnia, tampouco questionava as inúmeras outras dimensões que poderiam estar contribuindo para meu sofrimento. Ele não perguntava sobre meus pensamentos, minhas emoções, não investigava outras fragilidades corporais que poderiam favorecer o quadro, tampouco indagava sobre o ambiente em que eu vivia ou as pressões que o cotidiano impunha. Para ele, a dor era apenas a consequência direta daquela alteração anatômica.

Mas minha experiência de agora e o que a ciência moderna vem nos mostrando revelam que a verdade sobre a dor é bem mais complexa e rica do que esse paradigma reducionista. O tratar é simples, desde que desvendemos a complexidade de cada experiência única e individual. A dor é uma experiência sensitiva, ou seja, uma vivência que considera o que captam os sensores do corpo, os sentidos corporais e as sensações percebidas, bem como uma experiência emocional desagradável.

É com base nessa definição que o convido a aumentar sua compreensão da dor, acompanhando-me por seis notas explicativas para que possamos mergulhar mais na visão da dor sob uma ótica verdadeiramente biopsicossocial.

NOTA EXPLICATIVA 1: A NATUREZA SUBJETIVA DA DOR

A dor é, antes de tudo, uma experiência pessoal e subjetiva. Cada indivíduo a percebe e interpreta de modo único, dependendo de seu histórico, suas emoções e suas crenças. Na consulta, o médico tratou minha dor como se ela pudesse ser plenamente descrita e entendida apenas pela imagem da hérnia.

A DOR É, ANTES DE TUDO, UMA EXPERIÊNCIA PESSOAL E SUBJETIVA. CADA INDIVÍDUO A PERCEBE E INTERPRETA DE MODO ÚNICO.

Contudo, minha vivência interna, marcada por ansiedade, medo e tristeza, fazia com que aquela mesma hérnia fosse interpretada de maneira amplificada e distorcida. Minha mente, carregada de pensamentos hostis e um temor constante de novos danos, intensificava a sensação de sofrimento, demonstrando que o que sentia não podia ser reduzido a um simples problema mecânico.

NOTA EXPLICATIVA 2: A DIMENSÃO EMOCIONAL DA DOR

A dor é um fenômeno não apenas sensorial, mas também emocional. Ela pode ser profundamente influenciada pelo estado psicológico do indivíduo. Ao receber o diagnóstico, senti um impacto emocional devastador. A expectativa de continuar praticando a ginástica, de viver de maneira ativa, foi abruptamente interrompida. A notícia da hérnia, carregada de advertências sobre restrições físicas, não só acentuou o medo do pior, mas também gerou um sentimento de perda, como se uma parte de mim estivesse sendo roubada. Essa esfera emocional, que se entrelaça com a física, é parte integrante da experiência dolorosa, e sua consideração é fundamental para um tratamento verdadeiramente eficaz.

NOTA EXPLICATIVA 3: A INFLUÊNCIA DO CONTEXTO SOCIAL E CULTURAL

O ambiente social e cultural também desempenha um papel crucial na experiência da dor. No consultório, a abordagem do médico desconsiderava o impacto que um estilo de vida ativo, o convívio social e as atividades prazerosas podem ter na percepção e no gerenciamento da dor. Em minha história, a ginástica não era apenas um exercício, mas um ritual de socialização, uma forma de afirmar minha identidade e lidar com os desafios do cotidiano. Quando me foi imposto um futuro de restrição, o isolamento e a passividade se anunciaram como companheiros indesejados, contribuindo para a amplificação da dor.

NOTA EXPLICATIVA 4: A COMPLEXIDADE DO DANO TECIDUAL

Embora possa estar associada ao dano tecidual real ou potencial, a dor não é proporcional à extensão desse dano, quando ele existir. No meu caso, a imagem da hérnia foi interpretada como um sinal absoluto de que algo estava irremediavelmente errado. No entanto, muitos estudos demonstram que a gravidade do dano observado em exames de imagem nem sempre corresponde à intensidade da dor relatada pelo paciente.[1] Esse descompasso evidencia que outros fatores além dos físicos, que aqui chamarei de "sensibilidade cerebral" – os pensamentos, a carga emocional e o contexto envolvido –, podem modular a experiência dolorosa, tornando-a muito mais intensa ou persistente do que o próprio dano sugeriria.

NOTA EXPLICATIVA 5: A INFLUÊNCIA DA ATENÇÃO E DA CRENÇA NA DOR

Aqui, quero destacar que a atenção e as crenças pessoais podem intensificar ou atenuar a percepção da dor. Quando fui informado sobre as "restrições" impostas pela hérnia, minha atenção se voltou exclusivamente para os perigos e as limitações. A cada movimento, a mente revivia a ideia de fragilidade e risco iminente, intensificando a sensação dolorosa. Estudos apontam que a forma como focamos uma lesão ou um sintoma pode criar um círculo vicioso, no qual o medo e a preocupação amplificam a dor, independentemente da real presença ou da evolução da lesão.[2] Esse fenômeno, muitas vezes negligenciado no modelo que chamamos de biomédico – aquele que só considera as alterações no corpo como fonte da dor –, é uma peça-chave na compreensão da dor como uma construção complexa.

NOTA EXPLICATIVA 6: A NATUREZA MULTIFATORIAL DA DOR

Como vimos, a dor resulta da interação de fatores biológicos, psicológicos e sociais, portanto não pode ser compreendida a partir de uma única perspectiva. O diagnóstico de hérnia, visto isoladamente, falha em captar essa complexidade. Minha experiência de dor, por exemplo, não se resume à alteração estrutural visível na ressonância magnética. Ela se desenvolveu a partir de um conjunto de fatores: a fragilidade corporal, o estresse, a ansiedade, a mudança drástica de hábitos e o impacto emocional de ser rotulado como "deficiente" em minha própria saúde. Essa visão integrada é essencial para abordarmos a dor de maneira eficaz e humana.

A CRÔNICA DE UMA CONSULTA: O ENCONTRO COM UM MODELO DE PENSAMENTO DE DIAGNÓSTICO DA DOR PAUTADO PELA FALHA LESIVA EM UMA ESTRUTURA DO CORPO

Retornando àquela consulta: o ambiente era marcado pela rigidez dos protocolos médicos, e a eficiência técnica parecia superar a sensibilidade humana. O médico, ancorado em um paradigma que enxerga a dor como um simples reflexo do dano, explicou com um tom de autoridade e sem espaço para questionamentos: "Esta hérnia é o que está causando sua dor. Você precisa mudar seus hábitos para evitar que ela se agrave". Suas palavras, ditas com precisão e frieza, não levavam em conta o contexto de vida, as esperanças e os anseios de alguém que havia vivido intensamente. Para ele, a imagem falava por si só, e minha narrativa pessoal se perdia em meio a números e padrões anatômicos.

Ao sair daquele consultório, a sensação era de estar perdido em um labirinto de limitações impostas por uma interpretação restrita da ciência. O diagnóstico não apenas me rotulava como alguém "frágil" ou "limitado", mas também me obrigava a repensar uma vida inteira, construída sobre a premissa de movimento, superação e vitalidade. A tristeza dominava, e o futuro parecia se pintar em tons de cinza; o entusiasmo e a energia seriam substituídos por cautela e passividade.

Porém, enquanto o impacto do diagnóstico se instalava, uma voz interior começava a questionar aquela visão reducionista. Hoje, com a ciência avançando, entendo que a dor não era uma sentença imutável, nem um reflexo direto e exclusivo do dano tecidual. E assim posso enxergar – igual a você – que a verdadeira complexidade da dor residia na interseção entre o corpo, a mente e o ambiente: uma construção dinâmica que podia ser modificada e até transformada.

O que eu sentia não era simplesmente resultado de uma hérnia, mas sim de um intricado diálogo entre os diversos fatores citados nas notas explicativas – a subjetividade, a dimensão emocional, o contexto social, a desconexão entre dano e dor, a atenção à dor e a multifatorialidade da dor.

QUERO DESTACAR QUE A ATENÇÃO E AS CRENÇAS PESSOAIS PODEM INTENSIFICAR OU ATENUAR A PERCEPÇÃO DA DOR.

Quando finalmente compreendi isso, comecei a buscar alternativas que não me aprisionassem em um modelo rígido e limitador. Outras dores surgiram ao longo dos anos, e decidi procurar profissionais que adotassem uma abordagem multidisciplinar, capazes de integrar a fisioterapia com técnicas de gestão emocional, terapias comportamentais e orientações para a modificação do estilo de vida. Descobri que, mesmo com a presença de uma hérnia – que, de fato, era um dado inegável na minha imagem –, a dor que eu sentia poderia ser significativamente modulada e transformada com uma intervenção que respeitasse todas as dimensões da experiência humana.

Lembro-me de um dia, após muitas reflexões, quando me permiti repensar minha própria narrativa. Em vez de ver a hérnia como uma sentença de isolamento e inatividade, passei a encará-la como um alerta para reavaliar meu estilo de vida, identificar fragilidades e buscar o equilíbrio. Essa mudança de perspectiva não significou negar a existência da alteração, mas sim adotar uma abordagem mais abrangente e humana do cuidado com a dor. Descobri que, treinando meu corpo para ficar mais forte e dissipar as cargas que enfrento no ambiente, eu poderia, pouco a pouco, reeditar o que significava sentir dor. Além disso, dei-me conta de que, ao expor pouco a pouco meu corpo ao uso, fosse com ou sem ajuda profissional, era possível diminuir a sensibilidade do cérebro quando as informações sobre aquele local dolorido do meu corpo chegassem até ele.

Essa nova jornada me ensinou que a dor, mesmo quando associada a um dano estrutural, é muito mais do que aquilo que aparece em uma imagem. Ela é construída e reconstruída a cada pensamento, a cada emoção e a cada interação com o ambiente. E, ao assumir o controle dessa construção, é possível transformar o sofrimento em um caminho de autoconhecimento e resiliência.

A experiência que vivi na consulta médica com o ortopedista com essa visão linear – um encontro que, à primeira vista, parecia marcar o fim da minha liberdade e da minha atividade física – acabou se tornando o ponto de partida para uma profunda transformação pessoal. Compreendi que o modelo biomédico, por mais avançado que seja em sua capacidade de detectar lesões, não é capaz de captar toda a complexidade da dor. Uma abordagem que integra aspectos biológicos, emocionais e sociais, é a chave para um tratamento verdadeiramente eficaz e libertador.

E isso pode ser entendido por você.

Ao abraçar essa visão, passei a valorizar não apenas os cuidados com o corpo, mas também a importância de cultivar uma mente resiliente e um ambiente que favoreça o bem-estar. Cada dia se transformava em uma nova oportunidade de aprender a lidar com a dor de maneira mais consciente, reconhecendo que ela não era uma sentença imutável, mas sim um sinal de que algo precisava ser ajustado. Assim, a dor deixou de ser um inimigo implacável para se tornar um sinalizador de mudanças necessárias – o chamado para uma vida mais equilibrada e integrada.

A VERDADEIRA COMPLEXIDADE DA DOR RESIDIA NA INTERSEÇÃO ENTRE O CORPO, A MENTE E O AMBIENTE: UMA CONSTRUÇÃO DINÂMICA QUE PODIA SER MODIFICADA E ATÉ TRANSFORMADA.

A redescoberta da dor sob a ótica biopsicossocial me permitiu ressignificar minha própria existência. Em vez de ser dominado pelo medo e pela desesperança, aprendi a enxergar a dor como um elemento que, quando compreendido e integrado, pode abrir caminhos para o autoconhecimento e a superação. Essa transformação não ocorreu imediatamente – foi o resultado de um processo contínuo de reflexão, aprendizado e adaptação.

A visão moderna sobre a dor, que nos convida a entendê-la de modo amplo e integrado, tornou-se uma luz guia nessa caminhada. As seis notas explicativas que citei para você, enumerando a nova ciência da dor, deixaram de ser meros conceitos acadêmicos para se transformarem em pilares de uma nova maneira de viver e de cuidar das pessoas.

A VISÃO MODERNA SOBRE A DOR, QUE NOS CONVIDA A ENTENDER A DOR DE MODO AMPLO E INTEGRADO, TORNOU-SE UMA LUZ GUIA NESSA CAMINHADA.

UM FUTURO REIMAGINADO

Ao olhar para trás, hoje vejo como aquele diagnóstico inicial dado a mim, com base em um modelo de pensamento restrito a falhas da estrutura do corpo, quase me impediu de descobrir o poder transformador de uma abordagem mais abrangente. Embora a imagem da hérnia continue presente, deixou de ser um estigma e passou a ser apenas uma parte da minha história – um detalhe que, juntamente com os demais fatores que compõem minha existência, contribui para uma experiência de vida rica e multifacetada.

A ciência, ao nos mostrar que a dor é uma construção biopsicossocial, abre portas para intervenções que podem, de fato, transformar o sofrimento em aprendizado. Essa nova visão nos permite resgatar a esperança e nos reconectar com a ideia de que, apesar das adversidades, sempre há caminhos para a cura e a renovação. Cada desafio se torna uma oportunidade para repensar nossos hábitos, ajustar nossas atitudes e buscar o equilíbrio em todas as dimensões do ser.

Quando reflito sobre essa jornada, sinto-me fortalecido e mais consciente da minha capacidade de transformar a dor. A integração entre o conhecimento científico e a experiência pessoal revela que a dor não é apenas um sinal de alerta para o dano tecidual, mas uma linguagem que nos fala sobre nossa própria humanidade – nossas fragilidades, nossos medos e, sobretudo, nossa capacidade de superação.

Aquele dia no consultório, com o diagnóstico que, à primeira vista, parecia definir um futuro de limitações, transformou-se em um ponto de virada.

Ele me ensinou que, para realmente entender e gerenciar a dor, é preciso ir além das imagens e dos números, abraçando a totalidade da experiência humana. Ao reconhecer que a dor é influenciada por fatores emocionais, sociais e cognitivos, aprendi a dar valor à minha própria história, cultivar práticas que promovam o bem-estar e buscar apoio em uma rede multidisciplinar de profissionais.

Essa jornada, repleta de desafios e descobertas, é a prova de que o sofrimento pode ser transformado em um caminho de autoconhecimento, resiliência e, acima de tudo, esperança.

CAPÍTULO 4

O QUE VOCÊ PRECISA SABER SOBRE DORES MUSCULOESQUELÉTICAS

Na trajetória da vida, em que o corpo e a mente se entrelaçam em um diálogo silencioso, a dor musculoesquelética revela-se como uma mensagem profunda – que, embora muitas vezes incômoda, nos convida a refletir, adaptar e, sobretudo, transformar nossa relação com o movimento e o próprio ser. Eu aqui apresento a ciência que, com sua precisão e delicadeza, mostra que a dor não é apenas um sinal de algo "quebrado" ou "danificado", mas um fenômeno multifacetado, que envolve desde os aspectos biológicos até os sentimentos mais íntimos de nosso espírito.

E, para ajudar você a ampliar seu entendimento acerca das dores que possam aparecer em seu corpo, permita-me explicar um pouco mais sobre a dor musculoesquelética.

A dor musculoesquelética é a experiência desconfortável que afeta os tecidos que dão suporte ao nosso corpo para se mexer – músculos, ossos, tendões, ligamentos e articulações. Imagine o corpo como uma grande orquestra: cada componente, ao trabalhar em harmonia, produz a melodia de nossos movimentos. Quando um instrumento desafina, não é apenas o som que se altera – toda a sinfonia se desequilibra. E esse desafinar de uma nota não necessariamente se dá por uma corda do violino que se rompeu ou uma caixa da percussão que quebrou; há outras fragilidades nos componentes dos instrumentos da orquestra. Da mesma forma, a dor musculoesquelética pode surgir de um processo agudo, como uma entorse, ou se perpetuar, transformando-se em um fenômeno crônico que persiste mesmo quando não há mais uma lesão ativa.

Os avanços da medicina moderna revelam que a dor não é um indicador unidimensional de lesão. Segundo estudos rigorosos, frequentemente a dor musculoesquelética é o resultado de uma complexa interação entre um processo biológico e a maneira como nosso sistema nervoso interpreta os sinais corporais.[1] Ou seja, a dor pode ser provocada, em parte, por uma "sensibilização" de nosso cérebro e seus componentes, o sistema nervoso central; em tal contexto, esse mesmo cérebro amplifica os sinais de desconforto, mesmo diante de uma lesão mínima ou ausente.

Em termos simples, se a dor fosse um mensageiro, diria: "Algo precisa de atenção!". Mas, diferentemente de um alarme que indica destruição iminente, muitas vezes ela aponta para desequilíbrios – tanto físicos quanto emocionais – que podem ser ajustados, corrigidos e até transformados em oportunidades de crescimento.

A DOR MUSCULOESQUELÉTICA NA REALIDADE BRASILEIRA

No Brasil, o impacto da dor musculoesquelética é substancial. De acordo com uma metanálise nacional publicada na *Revista de Saúde Pública*,[2] a prevalência de dor lombar crônica no Brasil varia entre cerca de 3,9% e 20,3%, com estimativas comuns entre 13% e 20% da população adulta. Já em escala global, um estudo publicado no renomado periódico *The Lancet Rheumatology*[3] estimou que a dor lombar afeta, em média, 7,5% da população mundial (74,6 casos a cada mil pessoas), com variação entre 6,7% e 8,4%, dependendo da região e da metodologia. Isso equivale a cerca de 619 milhões de pessoas no mundo convivendo com dor lombar crônica em 2020, e a projeção para 2050 ultrapassa 843 milhões de casos. Essa condição é uma das principais causas de afastamento do trabalho e de redução da qualidade de vida.

Tais números, que parecem frios e distantes, contam uma história sobre a condição humana: uma história de desafios diários, de limitações que se impõem e, simultaneamente, de uma oportunidade para a mudança e a superação. Afinal, se é tão prevalente, a dor também nos oferece a chance de reavaliar nossos hábitos, nossa forma de mover o corpo e até mesmo nossa maneira de encarar o viver.

Além disso, essas estatísticas revelam que a dor musculoesquelética é um problema de saúde pública que demanda estratégias de prevenção, tratamento e reabilitação eficazes. Para transformar a realidade, é necessário não apenas tratar o sintoma, mas também investir em educação, programas de atividade física e abordagens que envolvam tanto o corpo quanto a mente. Cada pessoa que enfrenta a dor é, ao mesmo tempo, um símbolo de nossa capacidade de superação e da necessidade de repensarmos como vivemos e nos movemos.

Como já comentei, a dor não pode ser reduzida à simples presença de uma lesão ou ao desgaste dos tecidos. A ciência mostra, por exemplo, que o fenômeno da "sensibilização central" – em que o sistema nervoso se torna mais reativo aos estímulos, mais hipersensível aos estímulos de alguma área do corpo – desempenha um papel crucial na manutenção da dor, que se torna crônica.[4] Isso significa que, em muitas situações, o que sentimos não está diretamente ligado à extensão do dano físico, mas à forma como o cérebro interpreta e amplifica os sinais do corpo. Em outras palavras, nossas sensações independem do tamanho de um possível dano, ou mesmo de se há um dano.

E você pode se perguntar: "Mas como o cérebro entra nesse estado de sensibilização tão hostil? É por fatores psicológicos? Estou louco?". Não, você não está louco nem tem uma doença psicológica como causa de base, mas sim – e venho batendo nessa tecla – um conjunto de fragilidades físicas e pensamentos hostis diante de uma demanda de interação física e mental que está adversa no momento.

Tudo isso junto pode levar o cérebro a interpretar um corpo em perigo, quando ele na verdade não está. E isso faz surgir a dor.

Há pessoas – e você pode ser ou conhecer uma delas – que têm dor, mas não encontram alterações importantes nos exames. Mas a dor existe e é real. É como se o cérebro confundisse fumaça de churrasco com incêndio, e respondesse às fragilidades como alerta de ameaça, enviando os sinais de dor.

Estudos rigorosos como o de Rainville *et al.* (1997)[5] demonstram que, ao modular a parte emocional da dor sem alterar o estímulo físico, diminui-se significativamente o desconforto perceptivo. Além disso, variáveis como estresse, ansiedade, expectativa e crenças pessoais não apenas influenciam, mas muitas vezes determinam a intensidade da dor que o paciente relata.[6] Além disso, revisões biopsicossociais documentam que emoções negativas amplificam a dor, enquanto apoio emocional e reestruturação cognitiva ajudam a reduzi-la. Assim, a mensagem que devemos extrair é que a dor, por mais real e intensa que seja, não precisa ser encarada como um castigo ou um sinal de que o corpo está irremediavelmente "quebrado". Ao contrário, ela é um convite para a resiliência, a reeducação e o desenvolvimento de uma nova relação com o movimento.

Imagine a dor como uma ponte entre o físico e o emocional. Quando bem compreendida, ela pode se tornar uma ferramenta de autoconhecimento, um caminho para que possamos reavaliar nossos hábitos, nossas posturas e até mesmo nossos pensamentos. Em vez de nos deixarmos dominar pelo medo – que muitas vezes nos faz evitar movimentos e nos isolar –, podemos aprender a interpretar a dor como um alerta, e não como uma sentença. Essa mudança de perspectiva é o primeiro passo rumo à transformação.

Ao se abrir para o conhecimento, o paciente descobre que os tratamentos para a dor musculoesquelética não se restringem a medicamentos ou intervenções invasivas. Estudos demonstram que, com frequência, o caminho para a recuperação passa pela reabilitação física, pela prática regular de exercícios adaptados e pela reeducação do sistema nervoso central, que muitas vezes também poderá ser com atividade física direcionada.[7] Dessa forma, o tratamento torna-se um processo integrado, no qual o remédio farmacológico atua como um aliado, e não como o único protagonista.

A DOR E SEUS IMPACTOS

Em uma tarde cinzenta de outono, enquanto as folhas dançavam lentamente ao sabor do vento e a melancolia do tempo parecia se misturar à quietude dos pensamentos, eu me sentava em uma poltrona que servia de confidente silenciosa para as inquietações da mente. Foi nesse cenário que comecei a refletir sobre a dor – essa companheira incômoda, muitas vezes estigmatizada e temida, mas que, na verdade, carrega em si uma história natural que transcende a ideia de destruição tecidual.

Hoje compreendemos que a maioria das dores musculoesqueléticas, como a dor lombar e a fibromialgia, pode evoluir de maneira benigna e natural, sem a necessidade de pânico exagerado.

A dor existe e é real.

O sofrimento também, e atordoa.

Mas o corpo, muitas vezes, não carrega um machucado do mesmo tamanho da dor percebida.

Esse pensamento sensível e reflexivo propõe uma nova leitura da dor: uma visão que integra o conhecimento científico à experiência humana, demonstrando que, na maioria dos casos, o sofrimento não é sinônimo de lesão grave ou de ameaça iminente à integridade física.

Por muito tempo, a dor foi encarada como uma sentença inexorável, um sinal que indicava a presença de um mal oculto e irreversível. Especialmente no campo da dor lombar, há uma tradição de associar o desconforto à degeneração estrutural da coluna – uma crença que, infelizmente, tem levado muitos a adotarem posturas de medo e inatividade. Contudo, você, ao longo da leitura, já vem entendendo que as dores musculoesqueléticas – dentre elas a dor lombar –, em sua maioria, não são resultado de um dano estrutural severo, mas sim de uma complexa interação entre fatores biológicos, psicológicos e sociais.

A evolução natural da dor lombar, o que tecnicamente chamamos de prognóstico, revela que a maior parte dos episódios agudos melhora espontaneamente no decorrer de semanas, mesmo sem intervenções invasivas ou procedimentos cirúrgicos. Essa evolução benigna é corroborada por pesquisas de grande relevância, que demonstram que a dor, embora incômoda, raramente indica uma lesão irreversível dos tecidos.[8] O prognóstico é, portanto, geralmente favorável, o que deveria nos levar a uma postura de otimismo e cuidado, em vez de pânico e medos paralisantes.

Mesmo assim, diante de dores na lombar, com frequência a primeira reação é buscar, no exame de imagem, alguma evidência concreta de lesão – um disco herniado, uma degeneração discal ou alguma anomalia que possa justificar o desconforto. No entanto, a literatura científica nos ensina que tais alterações são muitas vezes encontradas em indivíduos assintomáticos; ou seja, essas alterações também estão presentes em boa parte das pessoas que não têm dor. É comum o susto ao ver no laudo da ressonância palavras como "degeneração", "protrusão", "espondilose". Mas o que muitos não sabem – e a ciência já deixou bem claro – é que essas alterações são, na maioria das vezes, parte natural do envelhecimento e/ou do uso do corpo.

Um estudo que analisou exames de imagem de pessoas sem dor alguma mostrou que essas mudanças aparecem em quase todos os adultos com o passar da idade: aos 20 anos, um terço já apresenta alterações; aos 80, isso acontece em praticamente todo mundo. E mais: essas alterações não significam, necessariamente, dor. Um dos estudos mais respeitados do mundo, publicado no *The New England Journal of Medicine*, já mostrava isso nos anos 1990. Por sua vez, pesquisas mais recentes acompanharam milhares de pessoas ao longo de anos e concluíram que quem tem esses achados no exame não está mais propenso a desenvolver dor mais forte no futuro. A medicina de verdade, baseada em evidência, nos ensina que o corpo muda com o tempo – e isso nem sempre é doença.[9]

Só que você não precisa "ser velho". Você envelhece em tempo real, e o uso do seu corpo, associado a fatores genéticos, pode ocasionar o desenvolvimento de uma hérnia em um disco da coluna ou uma alteração em uma estrutura dessa área, que pode ou não comprometer a sensibilidade e os movimentos. Em ambos os cenários, com comprometimento ou não, a dor tem chance de evoluir positivamente na maioria dos casos.

Essa constatação tem implicações profundas na forma como encaramos o prognóstico. Se a presença de alterações teciduais não determina necessariamente o grau de sofrimento, torna-se claro que o pânico diante de um diagnóstico radiológico de "lesão" pode ser não apenas infundado, mas também prejudicial. O medo, alimentado por informações distorcidas e pela associação automática entre lesão e dor, pode acarretar comportamentos de evitação de movimentos, inatividade física e, ironicamente, a perpetuação do próprio desconforto. Estudos demonstram que pacientes que mantêm uma atitude ativa, mesmo com episódios de dor lombar, tendem a apresentar melhor evolução e menor progressão para a cronicidade.[10]

A verdadeira essência do prognóstico da dor lombar está na compreensão de que o sistema nervoso, influenciado por fatores emocionais e cognitivos, pode gerenciar a experiência dolorosa independentemente da integridade tecidual. Assim, quando afirmam que não é preciso pânico no momento em que uma dor se instala, os especialistas se baseiam em dados científicos robustos que mostram a capacidade de recuperação espontânea do organismo e a importância de manter uma postura ativa e confiante.

A FIBROMIALGIA E A COMPLEXA NATUREZA DA DOR CRÔNICA

A fibromialgia, por sua vez, embora envolva um conjunto de sintomas difusos, intensos e reais, como a dor generalizada, a fadiga e a sensibilidade ao toque, também é objeto de estudos que apontam para uma evolução que pode ser manejada com estratégias multidisciplinares. Publicações em periódicos científicos evidenciam que, mesmo sendo uma condição crônica, a fibromialgia apresenta resposta positiva a abordagens que combinam exercícios físicos, intervenções psicológicas e mudanças no estilo de vida.[11] A visão de que a fibromialgia seria uma "sentença de vida" tem sido substituída por uma compreensão mais integrada, que vê essa condição como um fenômeno multifatorial e, portanto, passível de manejo eficaz com intervenções apropriadas.

Ela representa um paradigma interessante quando se trata de dor crônica. Diferentemente da dor lombar, em geral atribuída a alterações anatômicas – embora nem sempre com forte correlação –, a fibromialgia é caracterizada por uma dor difusa sem uma causa tecidual evidente. Aliás, este é um dos critérios diagnósticos da fibromialgia: não encontrar nenhuma alteração nos tecidos do corpo que justifique a dor. Também são avaliados outros sinais e sintomas clínicos, como: sexo feminino (mais mulheres são acometidas que homens), fadiga, alterações de sono, quadro depressivo e, claro, dor generalizada, que acomete várias partes do corpo ao mesmo tempo ou migra de local, com uma intensidade tão profunda que a pessoa chega a pensar que é uma dor óssea. Muitos pacientes dizem que "dói da unha do pé ao fio do cabelo".

Embora seja por vezes estigmatizada como um mal psicológico ou imaginário, a fibromialgia é uma condição real, cuja origem está na disfunção dos mecanismos de processamento da dor no sistema nervoso central, ou seja, no modo como o cérebro interpreta os estímulos corporais quando o corpo, os pensamentos e as interações sociais estão fragilizados e hostis.

Imagine um alarme de incêndio disparando toda vez que alguém acende uma vela. É isso que acontece, em termos simples, com o sistema nervoso de quem vive com fibromialgia. O corpo não está em risco real, mas o cérebro reage como se estivesse. Esse fenômeno tem nome: sensibilização central. Ele ocorre quando o sistema nervoso – sobretudo a medula espinhal e as áreas cerebrais responsáveis por interpretar os sinais do corpo – se torna excessivamente sensível, como se o botão de volume da dor estivesse travado no máximo.

O que isso significa na prática? Que estímulos normais, inofensivos, como um toque leve, uma caminhada ou até uma noite maldormida, passam a ser registrados como dor. E mais do que isso: o próprio cérebro começa a gerar sinais de alerta mesmo sem lesão presente. Exames de imagem funcional e estudos de neurociência vêm mostrando há mais de uma década que essa hipersensibilidade é real e mensurável – e que ela explica por que tantas pessoas com fibromialgia relatam dores difusas mesmo sem alterações relevantes em exames convencionais.

Mas o mais importante: o sistema nervoso, mesmo alterado, pode ser reeducado. O cérebro que aprendeu a amplificar a dor pode, com o tempo e as ferramentas certas, aprender a modulá-la. E isso não se faz apenas com remédio. A ciência atual mostra que movimento seguro, exposição gradual a atividades, técnicas de relaxamento, respiração consciente, psicoterapia e, sobretudo, pequenas conquistas cotidianas ajudam o sistema nervoso a "desligar o alarme" e recuperar o equilíbrio.

Pesquisas publicadas em revistas como *Journal of Clinical Investigation* e *Pain*[12] demonstram que pacientes com fibromialgia apresentam alterações na forma como o cérebro entende sinais de dor – um fenômeno conhecido como sensibilização central, como já citei anteriormente. Essa alteração faz com que estímulos normalmente neutros, inertes, não nocivos ao corpo, sejam interpretados como dolorosos, criando um ciclo de sofrimento que, embora crônico, pode ser amenizado com intervenções que visem à reeducação do sistema nervoso e à melhoria do equilíbrio emocional.

E sabe o que está no cerne dessas intervenções? Suar a camisa, movimentar o corpo.

No início, eu sei, pode soar estranho. Para quem convive com a fibromialgia, a ideia de mover o corpo pode parecer uma afronta. Afinal, como se mover mais, se já é difícil suportar a dor em repouso? Mas é justamente aí que mora o segredo que a ciência descobriu e que pode mudar sua vida: o movimento é o remédio que reeduca o cérebro e reescreve a história de sua dor.

A fibromialgia é uma síndrome complexa. Mas de novo, e sempre baterei nessa tecla: de tratamento simples. Ela não é fruto de uma lesão muscular ou articular isolada. É uma desregulação no modo como o sistema nervoso interpreta os sinais do corpo – é como se o "amplificador da dor" tivesse ficado sensível demais. E qual é a principal maneira de recalibrar esse sistema? Movimentar-se de maneira progressiva, consciente e estruturada.

Hoje, os estudos mais respeitados do mundo, reunidos em análises rigorosas e recomendações de entidades de peso, como a European Alliance of

Associations for Rheumatology (EULAR) e revisões Cochrane, são unânimes: o tratamento central para a fibromialgia é baseado em exercício físico adaptado, regular e seguro.[13]

Não é qualquer exercício. Não é performance. Não é sofrimento extremo. É movimento feito com inteligência, empatia e ciência.

Programas de exercício aeróbico, fortalecimento muscular e atividades de baixo impacto (como caminhada, hidroginástica, Pilates e treinos funcionais adaptados) provaram consistentemente que podem reduzir a intensidade da dor, melhorar o sono, aumentar a disposição física e mental, diminuir os sintomas depressivos e ansiosos, bem como devolver a autonomia, a confiança e a esperança para quem, muitas vezes, já se sentia preso dentro do próprio corpo.

E a transformação não acontece apenas nos músculos ou nas articulações. A neurociência mostra que o exercício físico reestrutura as conexões cerebrais envolvidas no processamento da dor, fortalece mecanismos inibitórios internos (os "freios" da dor) e cria padrões de resposta corporal e emocional.

Por isso, movimentar-se é muito mais do que seguir uma planilha de treinos: é reconquistar a autoria de sua história de vida.

Você pode me dizer:

— Ah, mas já tentei fazer isso e doeu muito.

E eu entendo. O movimento é o remédio, mas também é o veneno que dispara a dor. O segredo está em encontrarmos a dose ideal de início, que o ajudará a manter o estímulo constante, porque é na constância que mora o sucesso!

Por isso, tendo em vista que na fibromialgia não há lesão corporal, sua resiliência deve se manter firme, permitindo que você se exponha ao movimento com a certeza de que nada mais está machucando. Deu dor? Ok, tentemos na exposição seguinte uma carga menor, ou um descanso maior, ou outro estímulo, até encontrar sua

O QUE A CIÊNCIA DESCOBRIU E QUE PODE MUDAR SUA VIDA: O MOVIMENTO É O REMÉDIO QUE REEDUCA O CÉREBRO E REESCREVE A HISTÓRIA DE SUA DOR.

carga de exposição ideal. Depois, é progredir pouco a pouco. Quanto? Eu sugiro 10% por semana. Se usa a caminhada para se tratar, aumente 10% por semana a quantidade de passos. "Ah, aumentei na terceira semana e doeu um pouco mais." Volte para carga anterior e fique mais um tempo, depois aumente apenas 5%.

Percebe que isso é gestão da dor? Você naturalmente vai aprender a fazer essas subidas e descidas de carga, para que, depois de um tempo, seu corpo possa receber um volume maior de estímulo que quando começou.

E isso vale para qualquer modalidade de exercício físico que for usado para enfrentar a fibromialgia: calcular as cargas oferecidas, achar a exposição inicial ideal e progredir gradativamente – se precisar diminuir para acomodar sintomas, está tudo bem, pois o foco é saber que assim seu corpo vai ajeitando a sensibilidade.

É importante que você saiba: não existe pílula mágica contra a fibromialgia. E isso não é uma notícia ruim – é uma chance real de colocar em suas mãos o protagonismo da melhora. O corpo pede movimento, não perfeição. Cada pequeno passo, cada gota de suor respeitosamente conquistada, é um grito de liberdade contra a opressão da dor crônica.

Suar a camisa, portanto, é muito mais que uma metáfora. É o caminho concreto, validado pela melhor ciência disponível, para recuperar o que a dor tentou roubar de você: sua força, sua leveza e sua vida.

Ainda que a fibromialgia seja uma condição crônica, ela não precisa ser encarada como uma sentença de sofrimento contínuo. Pelo contrário, com o manejo adequado, a maioria dos pacientes pode experimentar uma evolução positiva, com diminuição dos sintomas e reintegração de uma vida ativa e satisfatória.

A HISTÓRIA NATURAL DAS DORES MUSCULOESQUELÉTICAS

Uma das mensagens mais poderosas que emergem da literatura científica é que boa parte das dores musculoesqueléticas tem uma evolução natural favorável. Diversos estudos envolvendo casos de dor demonstraram que, independentemente do diagnóstico inicial, a grande maioria dos casos de dor lombar e de outras condições musculoesqueléticas melhora sozinha com o passar das semanas.

Um estudo de referência publicado no *The Lancet* acompanhou pacientes com dor lombar por um ano e constatou que mais de 90% dos casos apresentavam melhoria significativa, mesmo sem intervenções cirúrgicas ou tratamentos invasivos.[14] Esses dados, apoiados por revisões sistemáticas e metanálises, reforçam a ideia de que o organismo tem uma capacidade inerente de se recuperar e de adaptar-se às adversidades, desde que não se permita que o medo e a inatividade se instalem.

Além disso, a abordagem natural da evolução da dor nos ensina a importância de intervenções precoces, que não visem "curar" uma lesão que pode ser apenas um marcador de um processo de adaptação. Em vez de medidas extremas ou pânico, os especialistas recomendam a manutenção de uma atividade física no mínimo moderada, o manejo do estresse e a busca de apoio psicológico quando necessário. Essa postura integrada e preventiva é embasada por evidências científicas que mostram que intervenções comportamentais e de educação do paciente são fundamentais para evitar que a dor se torne crônica.[15]

E por que a dor por vezes se torna crônica, se a maioria tem evolução naturalmente favorável?

Isso ocorre porque fatores relacionados aos pensamentos construídos por cada indivíduo sobre o que se passa com ele podem elaborar um comportamento de pessimismo e perpetuar o medo. Como consequência, o indivíduo tende a evitar o uso do corpo, gerando destreinamento físico para as tarefas às quais já estava habituado. Mas os boletos bancários não param de chegar, e é preciso, em algum momento, ao menos tentar retomar a vida. Só que, ao tentar voltar com uma composição corporal mais empobrecida, as cargas já parecem muito maiores, e isso facilita o aumento da dor, em virtude da percepção de ainda mais ameaça ao corpo.

Percebe o círculo vicioso?

Sente dor → Não sabe do que se trata → Sente medo → Diminui o uso do corpo → Sente uma melhora momentânea → Por necessidade, volta à rotina → Começa a sentir os efeitos do corpo destreinado → Cargas físicas e mentais antes toleradas passam a ser hostis → Sente dor

A INFLUÊNCIA DO MEDO E DA CRENÇA NA EVOLUÇÃO DA DOR

O medo é um dos maiores inimigos da evolução favorável da dor musculoesquelética. Quando o paciente se depara com um diagnóstico – como o de uma hérnia ou mesmo o de fibromialgia –, a interpretação imediata de que essa condição é sinônimo de incapacidade pode levar a uma série de comportamentos autolimitantes. Estudos publicados no *Journal of Pain* demonstram que pacientes que adotam uma postura de medo em relação à dor tendem a experimentar uma piora dos sintomas, em um ciclo onde a inatividade física e o isolamento social reforçam a sensação de sofrimento.[16]

Essa compreensão tem levado os especialistas a enfatizarem a importância da educação da pessoa com dor. Isso significa ensinar o que de real está acontecendo e como proceder para uma gestão inteligente da dor. A informação correta entendida é libertadora e dá confiança para utilizar o corpo, mesmo que temporariamente com algumas adaptações, evitando um comportamento paralisante. Quando se entende que a dor é uma experiência complexa e multifatorial – e que muitas vezes não reflete uma lesão grave –, o temor pode ser substituído por uma atitude de cuidado e autoconhecimento. A promoção de uma mensagem de esperança, baseada em dados científicos, é fundamental para que o paciente se sinta empoderado a retomar as atividades e buscar formas de manejo que promovam a recuperação natural.

Por exemplo, a implementação de programas de exercício físico supervisionados, aliados a intervenções que visem à reestruturação dos pensamentos negativos, substituídos por pensamentos proativos e corajosos com o que acontece, tem mostrado resultados promissores na redução da dor e na melhoria da funcionalidade. Tais programas, muitas vezes validados por ensaios clínicos randomizados muito bem conduzidos por pesquisadores ao redor do mundo,[17] reforçam que a prática regular de atividades físicas – mesmo que adaptadas às condições individuais – é um dos pilares para a recuperação e a manutenção de uma boa qualidade de vida.

A mudança de paradigma é clara: quando entende que a dor não precisa ser encarada como uma sentença de incapacidade, o paciente passa a adotar uma postura mais ativa e confiante. Essa transformação é, em grande parte, consequência da disseminação de informações baseadas em evidências científicas robustas. Por meio da educação em saúde e da comunicação empática por parte dos profissionais, muitos mitos e medos associados à dor podem ser dissipados.

Nesse cenário, o papel do médico, do fisioterapeuta, do psicólogo, do profissional de educação física e de outros profissionais de saúde se torna ainda mais crucial. E não somente os tendo na rotina de cuidado – afinal, nem todos podem pagar por isso –, mas também considerando o papel que eles têm educando a população com dicas e maneiras de como enfrentar a dor usando o autocuidado.

Este livro tem o objetivo de ajudar desta maneira: sendo um investimento acessível com informações sobre os caminhos seguros que você deve tomar. É preciso que esses profissionais estejam preparados para transmitir mensagens de esperança e para orientar os pacientes a adotarem comportamentos que promovam a autossuficiência e o bem-estar, pois essas são as premissas da ciência moderna no trato da dor. A comunicação empática e a validação da experiência do paciente são práticas que, comprovadamente, contribuem para uma melhor evolução da dor.

Ao longo da minha trajetória, tanto como observador quanto como participante das diversas abordagens de manejo da dor, aprendi que a verdadeira transformação ocorre na integração entre o conhecimento científico e a experiência vivida. Ambos andando juntos. Quando a ciência nos oferece dados concretos sobre a evolução natural das dores musculoesqueléticas, também nos convida a repensar nossas crenças e nossos medos. Essa junção entre o saber e o sentir é o que torna o manejo da dor uma questão de transformar vidas.

Quando um paciente é informado de que sua dor lombar ou fibromialgia tem um prognóstico favorável, com base em evidências científicas, é estimulado a buscar estratégias de autoconhecimento e autocuidado. Essa mensagem de esperança é um poderoso antídoto contra o desespero e a inatividade. Ela convida o indivíduo a adotar uma postura ativa em relação à própria saúde, investir em programas de exercícios, buscar apoio psicológico e, acima de tudo, reconhecer que a dor, por mais intensa que seja, pode ser gerenciada e transformada.

CAPÍTULO 5

O SEGREDO CIENTÍFICO POR TRÁS DO MOVIMENTO E DO EXERCÍCIO FÍSICO COMO TRATAMENTO

Imagine um medicamento que não apenas aliviasse a dor, mas também fortalecesse seu corpo, acalmasse sua mente, restaurasse sua confiança e lhe devolvesse a capacidade de viver plenamente. Um medicamento sem bula de efeitos colaterais limitantes, sem dependência, sem medo.

Esse "remédio" existe. E ele se chama *movimento*.

Movimentar-se é muito mais do que apenas mexer o corpo: é dialogar com seu sistema nervoso, é reprogramar sua segurança, é ensinar a seus tecidos que a vida pode continuar sem medo.

Afinal, vivemos em uma era de avanços científicos que transformam nossa compreensão da dor e abrem horizontes para conseguirmos promover, cada vez mais, melhora efetiva da dor com manejos simples – porém dependentes de engajamento e constância.

Ao longo deste capítulo, embarcaremos juntos na jornada do conhecimento sobre o que realmente compõe um tratamento de qualidade na dor musculoesquelética. Trata-se de um caminho pautado na reabilitação física – um processo que, fundamentado em evidências científicas, demonstra que a recuperação das dores, sejam elas agudas ou crônicas, passa pela ação transformadora do exercício e da atividade física, que atuam na reparação, na regeneração e na cicatrização de lesões (quando presentes) e, sobretudo, na dessensibilização do corpo e do sistema nervoso central hiperativo.

Durante muito tempo, acreditou-se que, para tratar a dor, seríamos obrigados a proteger a área dolorida com repouso e evitar o uso do corpo. No entanto, agora você já sabe que as pesquisas mais relevantes em dor crônica e aguda dos últimos dez anos foram claras: o repouso prolongado é um dos maiores sabotadores da recuperação.

Antes, a dor musculoesquelética era encarada como um sinal de que algo estava "quebrado" no corpo. Contudo, a evolução da pesquisa científica mostra que a dor é uma experiência que vai além disso. Estudos publicados em revistas renomadas demonstram que, na maioria dos casos, a dor não indica necessariamente uma condição irreversível, e que o movimento, aliado a estratégias de reabilitação, pode ser o caminho para a recuperação.[1]

O movimento, o exercício físico e a atividade controlada atuam como verdadeiros moduladores da dor – e não apenas pela questão física, mas também pela transformação que provocam no cérebro e no sistema nervoso, atuando tanto na reparação de eventuais lesões quanto na dessensibilização dos circuitos neurais que amplificam a dor. Esse processo de reeducação do sistema nervoso é fundamental para que possamos interagir com o ambiente de modo mais pleno e sem o temor excessivo de que cada movimento represente um risco iminente.

COMO O MOVIMENTO TRATA A DOR

A reabilitação física moderna não se limita a protocolos padronizados de repouso ou imobilização. Muito pelo contrário, ela é composta de um conjunto de estratégias individualizadas que buscam restaurar a funcionalidade do paciente, reduzir a dor e promover uma mudança na percepção que o cérebro tem do corpo. Assim, o uso do movimento como "remédio" é cientificamente justificado por vários mecanismos.

O MOVIMENTO, O EXERCÍCIO FÍSICO E A ATIVIDADE CONTROLADA ATUAM COMO VERDADEIROS MODULADORES DA DOR.

1. REDUÇÃO DO ESTÍMULO DE DOR NAS ESTRUTURAS SENSÍVEIS

Quando reequilibramos o sistema de forças do corpo – ativando músculos de modo inteligente e ajustando a articulação –, diminuímos a pressão e a tensão sobre estruturas como tendões, bursas e cápsulas articulares. Menos pressão anormal significa menos ativação dos sensores de dor locais.

2. PREVENÇÃO DA CRONICIDADE

Revisões sistemáticas e metanálises conceituadas indicam que a manutenção de uma atividade física regular ou de rotinas físicas diárias, caso não exista prática de atividades físicas (como fazer uso do corpo cuidando da casa, andando até o trabalho, saindo para passear etc.), mesmo em face da dor, previne que ela se torne crônica e promove a adesão ao tratamento, transformando a experiência dolorosa em uma oportunidade para o desenvolvimento de resiliência e autonomia.[2]

3. REGULAÇÃO DA DOR PELO SISTEMA NERVOSO CENTRAL

O **sistema nervoso central** é formado pelo encéfalo e pela medula espinhal. É como uma central de controle do corpo: ele recebe mensagens sobre o que está acontecendo dentro e fora de nós, interpreta essas informações e responde, coordenando movimentos, sentimentos, sensações e raciocínio. É por causa dele que conseguimos pensar, sentir emoções, perceber dores ou prazeres, bem como realizar movimentos voluntários.

Movimentos planejados, bem-orientados e adaptados ao paciente ativam fibras componentes desse sistema como se "fechassem o portão" da dor na medula espinhal e estimulam a produção de neurotransmissores analgésicos naturais, como endorfina e serotonina, que diminuem a sensação exagerada de dor. Ensaios clínicos evidenciam que pacientes que participaram de programas de reabilitação com ênfase no exercício físico relataram uma redução significativa na intensidade da dor, mesmo sem a completa resolução de eventuais lesões.[3]

CADA MOVIMENTO GERA UM ALÍVIO NÃO APENAS FÍSICO, MAS TAMBÉM EMOCIONAL, ENVIANDO UMA MENSAGEM PODEROSA PARA O PACIENTE: "SEU CORPO É CAPAZ DE MELHORAR".

4. AUMENTO DA CONFIANÇA E DA AUTOEFICÁCIA

Cada movimento gera um alívio não apenas físico, mas também emocional, enviando uma mensagem poderosa para o paciente: "Seu corpo é capaz de melhorar". Esse reforço positivo quebra crenças antigas de fragilidade e medo. A prática regular de atividade física está associada, como dissemos, à liberação de endorfinas, neurotransmissores que atuam como analgésicos naturais e promovem a sensação de bem-estar. Essa melhoria no estado emocional é fundamental para quebrar o ciclo do medo e da ansiedade que frequentemente acompanha a dor crônica. Assim, o exercício é mais que uma intervenção física; é um agente de transformação que atua na mente e no coração do paciente.

O EXERCÍCIO É MAIS QUE UMA INTERVENÇÃO FÍSICA; É UM AGENTE DE TRANSFORMAÇÃO QUE ATUA NA MENTE E NO CORAÇÃO DO PACIENTE.

5. REPROGRAMAÇÃO MOTORA E RESTAURAÇÃO DA FUNÇÃO ARTICULAR

Para desenvolver um corpo mais eficiente e se tornar menos vulnerável à dor, é preciso corrigir padrões de movimento alterados, devolver a mobilidade natural às articulações e restaurar a ativação coordenada dos músculos, em especial naqueles chamados de "agonistas" e "antagonistas".

Veja só: o que o jargão clínico chama de "relação muscular agonista-antagonista" funciona como um jogo de equilíbrio entre dois músculos que fazem ações opostas – enquanto o agonista se contrai para executar um movimento, o antagonista relaxa e controla esse movimento. Por exemplo, quando você estica o joelho, um músculo na frente da coxa se contrai, enquanto outro atrás da coxa relaxa, permitindo um movimento suave.

Na presença de dor, esse equilíbrio muitas vezes fica prejudicado. O corpo começa a contrair vários músculos ao mesmo tempo, como uma maneira de proteção, criando um excesso de tensão. É como se ele tentasse impedir qualquer movimento para evitar mais dor. Mas isso acaba causando rigidez, deixando a região do corpo tensa e difícil de movimentar, quase como se estivesse "robotizada". Por isso é tão importante restabelecer o equilíbrio muscular com exercícios apropriados e movimentos bem-orientados, porque assim você evita essa rigidez exagerada, melhora a movimentação natural e reduz a dor.

6. REPARAÇÃO E REGENERAÇÃO TECIDUAL

Quando existe uma lesão, o exercício físico estimula a circulação sanguínea e a produção de fatores de crescimento, elementos essenciais para a reparação e regeneração dos tecidos. Por exemplo, uma pesquisa publicada no *The New England Journal of Medicine* mostrou que programas de exercícios podem acelerar a cicatrização de lesões musculares e tendíneas, promovendo uma recuperação mais rápida e eficaz.[4]

7. MELHORA DA MOBILIDADE E DA QUALIDADE DE VIDA

A prática de exercícios adaptados não só fortalece o corpo, mas também aprimora a coordenação e a mobilidade. Isso permite que o paciente interaja melhor com o ambiente, retomando atividades cotidianas que antes eram limitadas pela dor. Estudos de longo prazo mostram que a manutenção de uma rotina ativa contribui para melhorias significativas na mobilidade, na função e na qualidade de vida de pacientes com dor lombar e cervical, independentemente de alterações anatômicas detectadas por imagem, transformando o processo de reabilitação em uma verdadeira jornada de ganho de poder de autonomia e autoconhecimento.[5]

O MOVIMENTO CERTO NA HORA CERTA: A PEÇA-CHAVE

A MANUTENÇÃO DE UMA ROTINA ATIVA TRANSFORMA O PROCESSO DE REABILITAÇÃO EM UMA VERDADEIRA JORNADA DE GANHO DE PODER DE AUTONOMIA E AUTOCONHECIMENTO.

Ao encontrarmos um movimento preferencial, aquele que imediatamente gera melhora da dor na avaliação, temos uma oportunidade de ouro de intervir no corpo do paciente, reprogramar sua noção de dor, construir confiança com ele e o educar emocionalmente. Isso dá início a uma revolução silenciosa, na qual mostramos ao indivíduo que seu corpo não está quebrado, apenas protegido demais. E que ele pode, portanto, voltar à vida.

Traduzindo um pouco mais, mostramos ao paciente que o corpo dele não está frágil. Está apenas o defendendo. Precisamos ensinar para esse corpo que é seguro se mexer de novo. Consequentemente, a dor vai diminuir, e o paciente se sentirá mais livre.

SEU CORPO NÃO ESTÁ QUEBRADO, APENAS PROTEGIDO DEMAIS.

A jornada que se inicia neste livro não é apenas sobre tratamentos e técnicas; é um convite para transformar a maneira como enxergamos a dor e o movimento. Ao compreendermos que o tratamento de qualidade para a dor musculoesquelética não se limita a intervenções paliativas ou a repouso absoluto, abrimos caminho para uma nova era de cuidado – sob supervisão profissional ou com autogestão da dor –, por meio de uma reabilitação física que reeduca o corpo e o cérebro.

Cada passo em direção a uma vida mais ativa e equilibrada é uma vitória contra a ideia de que a dor é um inimigo invencível. Ao adotar o exercício físico de maneira segura e orientada, o paciente não apenas fortalece seu corpo, mas também transforma a percepção que o cérebro tem de si mesmo, aprendendo a interpretar os sinais corporais com menos medo e mais clareza.

Quando oferecemos movimento de modo personalizado, respeitando a dor mas desafiando o corpo com sabedoria, entregamos ao paciente a ferramenta mais potente que a ciência conhece hoje para reabilitação.

Ao encerrarmos este capítulo, quero deixar uma mensagem de otimismo e esperança. O tratamento de dor musculoesquelética de qualidade é uma realidade cada vez mais alcançável, graças aos avanços científicos que demonstram que a reabilitação física é o caminho para a recuperação. O exercício não é só uma ferramenta para reparar ou regenerar tecidos, mas um meio de reeducar o cérebro, reduzir a sensibilização central e promover uma interação mais harmoniosa com o ambiente.

Que este capítulo sirva de motivação para que cada pessoa com dor e cada profissional de saúde abrace essa jornada com coragem, conhecimento e certeza de que, por meio do movimento e da reabilitação, é possível transformar a experiência da dor em um processo de crescimento e renovação. A vida sem dor – ou com a dor controlada – é um objetivo alcançável, e o primeiro passo é acreditar que o corpo tem uma capacidade incrível de se adaptar, curar e fortalecer.

Movimento é remédio. Movimento é educação. Movimento é liberdade.

E é por meio dele que ajudamos as pessoas a reescreverem suas histórias de dor, superação e vida.

CAPÍTULO 6

O PODER DA COMUNICAÇÃO NA DOR

Até aqui, você viu como a simplicidade pode ser revolucionária no tratamento da dor. Aprendeu que a dor não é apenas uma sensação física, mas uma experiência de construção múltipla, que envolve o corpo e a mente. Também ficou claro que a ciência não precisa ser inacessível, e que entender verdadeiramente o que é dor já é metade do caminho para lidar com ela.

Exploramos as dores mais comuns e frustrantes que nos cercam diariamente, como as dores lombares e a fibromialgia, mostrando que nem sempre elas vêm acompanhadas de uma lesão significativa. Entendemos que o corpo é bem mais inteligente e adaptável do que muitas vezes acreditamos, e que o verdadeiro remédio para dores musculoesqueléticas está em você mesmo: no suor da camisa, no movimento inteligente e terapêutico, que reeduca o corpo e o cérebro, promovendo mudanças profundas e duradouras.

Mas agora precisamos dar um passo além. Precisamos falar sobre algo que pode amplificar ou destruir todos esses esforços: a comunicação. A maneira como uma informação chega até você pode ser decisiva. Já pensou nisso? Uma palavra inadequada, mal-escolhida ou mal-interpretada pode intensificar o medo, a insegurança e, sim, a própria dor. A comunicação, quando feita sem cuidado, é violenta. Ela agride, desestimula e impede a recuperação, criando barreiras invisíveis entre o paciente e a cura.

Por outro lado, uma comunicação bem-feita é capaz de abrir portas. Ela educa, esclarece e empodera. Ela cria segurança, confiança e coragem para o movimento, para enfrentar a dor com autonomia. A comunicação inteligente, cuidadosa e empática não é apenas uma ferramenta acessória no tratamento; ela é essencial. É a parceira inseparável do movimento terapêutico, formando uma dupla poderosa e eficaz contra a dor.

Em um mundo onde a dor é uma companheira muitas vezes malcompreendida, a forma como nos comunicamos com quem sofre pode fazer toda a diferença na jornada rumo à superação. Aqui, eu o convido a mergulhar em uma reflexão profunda sobre a comunicação com a pessoa que convive com a dor – uma comunicação que transcende o simples diagnóstico e se volta para a verdadeira essência da experiência humana, integrando corpo, mente e ambiente.

Ao longo deste capítulo, discutiremos como certos termos e frases utilizados de modo impensado no cotidiano dos consultórios médicos e dos demais profissionais da área da saúde podem se transformar em "nocebos" – nome dado a estímulos negativos que agravam a percepção da dor –, e apresentaremos alternativas de comunicação mais propositivas e acolhedoras.

O objetivo é oferecer um guia para que profissionais de saúde e demais interlocutores possam transmitir mensagens que empoderem o paciente, valorizando sua resiliência e incentivando a busca de uma vida ativa e plena, mesmo diante dos desafios que a dor impõe. Ao mesmo tempo, também é um convite a você, pessoa com dor, para que note qual profissional de saúde o tem atendido e se precisa ou não procurar outro que possa lhe passar as informações de modo mais propositivo. Você aprenderá como as palavras certas podem transformar a dor, como profissionais podem e devem comunicar-se de maneira clara e acolhedora, e como você mesmo pode buscar e exigir essa comunicação de quem o acompanha nessa jornada.

QUANDO UM INDIVÍDUO SENTE DOR, A FORMA COMO AS MENSAGENS SOBRE O QUE ESTÁ ACONTECENDO SÃO TRANSMITIDAS PODE AFETAR PROFUNDAMENTE A MANEIRA COMO ELE INTERPRETA E GERENCIA O PRÓPRIO SOFRIMENTO.

A comunicação é a ponte que conecta o conhecimento científico com a experiência vivida. Quando um indivíduo sente dor, a forma como as mensagens sobre o que está acontecendo são transmitidas pode afetar profundamente a maneira como ele interpreta e gerencia o próprio sofrimento. Estudos em neurociência e psicologia apontam que as palavras têm um poder transformador – elas podem modular a percepção dolorosa, influenciar respostas fisiológicas e até alterar os circuitos neurais relacionados à dor.[1]

A definição contemporânea de dor, conforme estabelecida pela IASP, como citei, nos lembra de que a dor é uma experiência sensorial e emocional complexa.[2] Ela não se resume apenas a uma lesão detectada por exames; é construída a partir de múltiplos fatores: a condição física do corpo, os pensamentos que nutrimos, as emoções que sentimos e o ambiente que nos cerca. Dessa forma, a comunicação que adotamos ao abordar a dor deve refletir essa complexidade e acolher a singularidade de cada paciente.

COMUNICAÇÃO VIOLENTA *VERSUS* COMUNICAÇÃO PROPOSITIVA

Infelizmente, em muitos consultórios de profissionais de saúde, a comunicação com o paciente ainda se apoia em uma linguagem reducionista e, por vezes, até hostil. Frases como "sua coluna parece a de alguém com 90 anos" ou "seu joelho é desgastado como o de um idoso" são frequentemente empregadas com a intenção de alertar para a presença de alterações anatômicas ou degenerativas. Contudo, elas carregam um peso emocional negativo – funcionam como nocebos, estímulos que agravam a percepção da dor e reforçam crenças limitantes.

O QUE SÃO NOCEBOS?

No contexto da comunicação médica, os nocebos são palavras, imagens ou atitudes que, quando direcionadas ao paciente, podem desencadear respostas negativas. Assim como os placebos têm o poder de melhorar a experiência de alguém por meio da sugestão de um efeito benéfico, os nocebos operam pelo caminho inverso, intensificando a dor e a angústia.

Quando um paciente ouve que "sua coluna parece a de alguém com 90 anos", por exemplo, não está apenas recebendo uma informação técnica. Essa frase pode ser interpretada como um julgamento – uma afirmação de que seu corpo está, de alguma forma, "quebrado". O impacto psicológico é enorme: o indivíduo pode começar a acreditar que sua dor é inescapável, que já está destinado a uma vida de limitações e passividade. Essa mensagem negativa é capaz de provocar medo, ansiedade e, consequentemente, comportamentos de evitação e inatividade – que agravam a própria dor.

E como os nocebos podem influenciar a percepção de dor? Bem, eles podem afetar tanto o aspecto psicológico quanto o fisiológico da experiência da dor. Quando o cérebro interpreta uma mensagem negativa como uma ameaça iminente, ele ativa respostas de estresse e ansiedade que podem aumentar a sensibilidade à dor. Esse fenômeno é respaldado por estudos que demonstram a forte ligação entre emoções negativas e a amplificação dos sinais dolorosos. Em outras palavras, ao internalizar uma comunicação hostil, o paciente pode, inconscientemente, aumentar a intensidade de seu sofrimento.

Além disso, a crença de que o próprio corpo está "danificado" ou "irremediavelmente envelhecido" pode levar a um círculo vicioso: a inatividade gera, por exemplo, rigidez e perda de massa muscular, o que, por sua vez, pode piorar a dor. Assim, os nocebos não apenas impactam o estado emocional, mas também influenciam a evolução física da condição.

Diante dos efeitos nocivos da comunicação violenta, é imperativo adotar uma postura que valorize uma abordagem biopsicossocial – aquela que integra os aspectos biológicos, emocionais e sociais da dor. Uma comunicação propositiva busca empoderar o paciente, encorajando-o a participar ativamente de seu processo de cura e a desenvolver uma relação mais saudável com o próprio corpo.

PRINCÍPIOS DA COMUNICAÇÃO PROPOSITIVA

Uma comunicação propositiva com pacientes com dor baseia-se em alguns princípios fundamentais, como: empatia e validação, reconhecendo o sofrimento do paciente, demonstrando compreensão e validando suas experiências sem julgamentos; educação e informação, explicando de maneira clara e simples que a dor é uma experiência complexa, influenciada por múltiplos fatores, e que, muitas vezes, não está diretamente relacionada a uma lesão grave ou irreversível; empoderamento e autonomia, incentivando o paciente a adotar práticas que promovam o bem-estar, como exercícios adaptados, técnicas de relaxamento e mudanças positivas no estilo de vida, reforçando sua capacidade de gerenciar a dor; e foco no potencial de recuperação, destacando que a evolução natural da maioria das dores musculoesqueléticas é favorável e que, com uma abordagem integrada, é possível melhorar significativamente a qualidade de vida.

QUANDO O CÉREBRO INTERPRETA UMA MENSAGEM NEGATIVA COMO UMA AMEAÇA IMINENTE, ELE ATIVA RESPOSTAS DE ESTRESSE E ANSIEDADE QUE PODEM AUMENTAR A SENSIBILIDADE À DOR.

Dentre todos esses princípios, há um aspecto central que nunca deve ser perdido de vista, pois é ele que garantirá uma comunicação efetiva entre profissional da saúde e paciente: este deve sempre se sentir acolhido e ouvido.

EXEMPLOS DE COMUNICAÇÃO VIOLENTA *VERSUS* PROPOSITIVA

Para ilustrar como uma comunicação propositiva pode ser aplicada na prática, vejamos alguns exemplos de frases e abordagens alternativas.

Exemplo 1 – Sobre a coluna

- **Comunicação negativa**: “Sua coluna parece a de alguém com 90 anos”.
- **Consequência**: o paciente pode sentir-se desvalorizado e assustado, acreditando que seu corpo está irremediavelmente deteriorado. Essa mensagem pode desencadear um ciclo de medo e evitação dos movimentos, contribuindo para a piora do quadro doloroso.
- **Comunicação propositiva**: “Observamos algumas alterações em sua coluna, mas é importante entender que essas mudanças são comuns com o tempo e, com exercícios específicos e orientações adequadas, é possível manter a funcionalidade e reduzir o desconforto”.

Exemplo 2 - Sobre o joelho

- **Comunicação negativa**: "Seu joelho está desgastado como o de um idoso".
- **Consequência**: essa declaração não só reforça uma imagem negativa do próprio corpo, mas também insinua que o paciente é incapaz de manter uma vida ativa. O sentimento de impotência e resignação pode se instalar, fazendo que o indivíduo se torne menos motivado a realizar atividades que poderiam, na verdade, ajudar na recuperação.
- **Comunicação propositiva**: "Verificamos sinais de desgaste no joelho, mas saiba que muitos pacientes melhoram consideravelmente com a prática regular de atividades físicas moderadas e terapias direcionadas, que fortalecem a musculatura e melhoram a mobilidade".

Exemplo 3 - Sobre limitações físicas

- **Comunicação negativa**: "Se você continuar assim, terá que abandonar a ginástica e outras atividades que ama".
- **Consequência**: essa orientação, ainda que com a intenção de proteger o paciente, acaba por limitar suas possibilidades e criar uma expectativa de incapacidade. A mensagem implícita é que o paciente já está destinado a uma vida de restrições, o que pode aumentar a percepção da dor e reduzir a qualidade de vida.
- **Comunicação propositiva**: "Nosso objetivo é encontrar maneiras alternativas ao menos temporárias para que você continue se movimentando e praticando atividades que lhe tragam prazer. Com um programa de exercícios adaptados e acompanhamento profissional, podemos trabalhar juntos para que você mantenha sua vitalidade e autonomia".

Exemplo 4 - Sobre a natureza da dor

- **Comunicação negativa implícita**: "Cuidado para não piorar agachando-se demais".
- **Consequência**: assim como no exemplo anterior, sugestões como essa podem fazer com que o paciente fique temeroso de realizar exercícios ou mesmo agachar-se em tarefas simples de casa, como sentar-se no vaso sanitário – que, veja só, também é um agachamento! A tendência é

piorar o próprio quadro, que poderia ser melhorado ou acomodado se o paciente fizesse exercícios físicos bem-prescritos com a carga adequada ou, no mínimo, não deixasse de usar o corpo naquilo que consegue.

- **Comunicação propositiva**: "A dor que você sente é um sinal de que o seu corpo está respondendo a diversos fatores – físicos, emocionais e ambientais. Vamos trabalhar juntos para identificar esses fatores e desenvolver estratégias que promovam o equilíbrio e a melhoria de seu bem-estar a fim de manter suas tarefas diárias com uso do corpo".

A IMPORTÂNCIA DA ABORDAGEM BIOPSICOSSOCIAL

Adotar uma abordagem biopsicossocial significa reconhecer que a dor não é exclusivamente um fenômeno físico. Ao integrarem os aspectos emocionais e sociais, os profissionais de saúde podem ajudar o paciente a entender que seu sofrimento não é uma sentença definitiva, mas sim um estado que pode ser modificado com intervenções adequadas. Essa perspectiva encoraja a participação ativa do paciente no próprio tratamento, promovendo o autoconhecimento e a resiliência.

Por exemplo, quando um paciente é orientado a manter uma rotina de exercícios, não se trata apenas de fortalecer os músculos – trata-se de ressignificar a relação com o corpo, de construir uma narrativa em que o movimento é símbolo de vida, e não de fragilidade. Essa mudança de paradigma é essencial para que o indivíduo se sinta capaz de comandar a própria vida, independentemente dos desafios que a dor possa apresentar.

COMUNICAÇÃO COMO FERRAMENTA DE TRANSFORMAÇÃO

A comunicação propositiva é, acima de tudo, uma ferramenta de transformação. Ela permite que o paciente veja a possibilidade de mudança, mesmo diante de um diagnóstico que, à primeira vista, possa parecer limitante. Quando os profissionais de saúde adotam uma postura empática, informativa e encorajadora, abrem caminho para que o paciente se torne protagonista de seu próprio processo de cura.

Um exemplo prático dessa transformação é a utilização de orientações que envolvem o paciente em programas multidisciplinares. Imagine que, em vez de receber apenas o diagnóstico e a recomendação de inatividade, ele seja convidado a participar de um grupo de reabilitação que inclui fisioterapia, orientação nutricional e sessões de terapia cognitivo-comportamental com um psicólogo, cujo objetivo é ensinar novas habilidades de raciocínio para enfrentar o sofrimento. Nesse contexto, a comunicação deixa de ser um discurso impositivo e se transforma em um estímulo à ação, à descoberta e à superação.

ESTRATÉGIAS PARA UMA COMUNICAÇÃO EMPÁTICA E EFICAZ

Para que a comunicação com o paciente com dor seja realmente transformadora, é necessário adotar estratégias que garantam que a mensagem seja transmitida com clareza, empatia e respeito. A seguir, apresento algumas orientações práticas que podem ser implementadas por profissionais de saúde.

ESCUTA ATIVA E VALIDAÇÃO

Antes de oferecer qualquer orientação ou recomendação, é fundamental ouvir atentamente o paciente. A escuta ativa envolve estar presente no momento da conversa, demonstrando interesse genuíno pelas queixas e pelos sentimentos relatados. Durante essa escuta, o profissional deve fazer perguntas abertas, incentivando o paciente a descrever sua experiência: “Como você tem se sentido com relação à sua dor?” ou “Pode me contar como essa situação tem afetado suas atividades diárias?”.

Além disso, é muito importante que o profissional valide os sentimentos do paciente. Frases como “Eu entendo que essa situação seja muito difícil para você” ou “Seus sentimentos são totalmente compreensíveis” ajudam a criar um ambiente de confiança e acolhimento.

LINGUAGEM CLARA E ACESSÍVEL

A ciência é complexa, mas a comunicação não precisa ser. Usar uma linguagem simples e acessível é crucial para que o paciente entenda as informações sem se sentir sobrecarregado. Ao explicar aspectos da dor e do tratamento, o profissional deve evitar termos técnicos sem a devida explicação e buscar analogias que façam sentido para o paciente.

Um exemplo de explicação clara seria: "A dor que você sente não é só uma questão de lesão. Ela é como um alarme que o corpo dispara quando algo precisa ser ajustado – e esse alarme pode ser influenciado não só pelo corpo, mas também por pensamentos e emoções".

ENCORAJAMENTO E REFORÇO POSITIVO

Ao transmitir orientações, é essencial enfatizar as possibilidades de melhora e a capacidade do paciente de superar os desafios. Utilizar reforço positivo pode transformar a forma como ele enxerga sua própria condição.

Para tanto, pode-se dizer frases como: "Você já demonstrou uma grande força enfrentando essa dor. Com pequenas mudanças na rotina e o apoio adequado, é possível que sinta uma melhora significativa e retome atividades que lhe trazem prazer".

EDUCAÇÃO E EMPODERAMENTO

Informar o paciente sobre a natureza complexa da dor, incluindo a influência de fatores emocionais e sociais, é uma maneira de empoderá-lo. Ao entender que a dor é multifatorial e que não se trata de um indicativo exclusivo de lesão grave, o paciente pode adotar uma postura mais ativa em relação ao tratamento.

Um exemplo de orientação educativa seria dizer algo assim: "Estudos mostram que a maioria das dores musculoesqueléticas, como a sua, tende a melhorar com o tempo e com estratégias que envolvem não só o corpo, mas também a mente. Ao se manter ativo e buscar apoio em diferentes áreas, você está no caminho certo para recuperar sua qualidade de vida".

O IMPACTO DA COMUNICAÇÃO NA EVOLUÇÃO DA PESSOA COM DOR

Diversas pesquisas demonstram que a forma como a dor é comunicada tem um impacto direto na evolução clínica do paciente.[3] Pessoas que recebem uma comunicação empática e informativa apresentam melhores resultados terapêuticos, menor evolução para a cronicidade e maior adesão aos programas de reabilitação. Essa relação entre comunicação e resultados clínicos ressalta a importância de adotar uma postura que transmita esperança e clareza.

Quando a comunicação é orientada para a educação e o empoderamento, os pacientes tendem a sentir uma redução significativa na ansiedade associada à dor. A mensagem de que a dor é multifatorial e que muitas vezes pode melhorar com o tempo, sem a necessidade de intervenções drásticas, promove uma mudança de perspectiva – e isso é fundamental, pois o medo e a ansiedade podem intensificar a sensação dolorosa e desencadear um ciclo de inatividade e deterioração física.

Assim, profissionais de saúde que praticam uma comunicação propositiva não apenas transmitem informações, mas também criam um ambiente de confiança e segurança. Esse ambiente é crucial para que o paciente se sinta capaz de enfrentar seus desafios e buscar alternativas que promovam a recuperação.

Por exemplo, ao trabalhar com um grupo de pacientes com dor lombar, um fisioterapeuta que utiliza uma linguagem positiva e encorajadora consegue criar uma dinâmica de grupo em que cada indivíduo se sente motivado a participar das sessões e compartilhar suas experiências. Esse tipo de interação não só melhora a adesão ao tratamento, mas também fortalece a resiliência coletiva, demonstrando que a jornada de recuperação é compartilhada, e que cada desafio pode ser superado com apoio mútuo.

SUPERANDO O ESTIGMA: DO RÓTULO À ESPERANÇA

Muitos pacientes carregam o estigma associado a diagnósticos que os rotulam como "frágeis" ou "envelhecidos". Esse rótulo, muitas vezes imposto por uma comunicação descuidada, reforça a ideia de que o corpo está condenado à inatividade e à deterioração. Superar esse estigma é fundamental para que o paciente possa se engajar em práticas que promovam a saúde.

Quando um profissional de saúde comunica que "seu corpo é resiliente e pode ser fortalecido com as estratégias certas", a mensagem é completamente transformadora. Em vez de se identificar com um rótulo negativo, o paciente passa a ver seu corpo como um aliado na busca pelo bem-estar. Essa mudança de narrativa é crucial para que ele se sinta motivado a participar ativamente de seu tratamento e a investir em hábitos que propiciem saúde física e emocional.

O FUTURO DA COMUNICAÇÃO NA SAÚDE DA DOR

Assim, como vimos, a transformação na maneira de comunicar a dor é um movimento que vem ganhando força no campo da saúde. Cada vez mais, pesquisas demonstram que uma abordagem humanizada e integrativa não só melhora os resultados clínicos, mas também contribui para uma experiência de vida mais plena e significativa para o paciente. Entenda "integrativa" no sentido de integrar especialidades e o cuidado por todo o corpo e a mente. É importante fazer essa ressalva para o termo, pois há uma vertente de profissionais que o utilizam para dar estofo ao uso de técnicas pseudocientíficas que são inertes nos resultados para a melhora da dor.

CAPACITAÇÃO DOS PROFISSIONAIS

É fundamental que os profissionais de saúde recebam treinamento contínuo em comunicação empática e no manejo de situações complexas relacionadas à dor. Workshops, cursos e programas de atualização podem ajudar a disseminar boas práticas e a criar uma cultura de cuidado que valorize o diálogo e o respeito.

Universidades e instituições de saúde podem incluir em currículos disciplinas focadas em comunicação humanizada, enfatizando a importância de uma abordagem biopsicossocial e a utilização de técnicas de escuta ativa e validação dos sentimentos.

DESENVOLVIMENTO DE PROTOCOLOS DE COMUNICAÇÃO

Já a criação de protocolos específicos para a comunicação com pacientes com dor pode servir como um guia prático para os profissionais. Esses protocolos devem incluir orientações sobre como abordar diagnósticos, explicar exames e oferecer encaminhamentos de maneira que não alarmem, mas sim encorajem o paciente a buscar a melhora.

Um protocolo de comunicação pode incluir etapas como:

1. Recepção e escuta ativa.
2. Explicação clara e empática dos achados.
3. Discussão das possibilidades de tratamento integrado.
4. Encaminhamento para programas de reabilitação e suporte emocional.
5. Agendamento de seguimento para monitoramento e ajustes no plano de tratamento.

USO DA TECNOLOGIA E DA INFORMAÇÃO

Plataformas digitais e aplicativos de saúde podem ser ferramentas valiosas para melhorar a comunicação entre pacientes e profissionais. Esses recursos conseguem oferecer informações personalizadas, vídeos explicativos e fóruns de discussão que promovam o autocuidado e o compartilhamento de experiências positivas.

Um aplicativo de gestão da dor ou um perfil no Instagram que inclua postagens de educação, onde o paciente possa assistir a vídeos sobre a natureza da dor, aprender exercícios de relaxamento e receber mensagens motivacionais que reforcem a ideia de que o corpo é capaz de se recuperar e se fortalecer, são excelentes exemplos de uso positivo da tecnologia.

CONSTRUINDO UMA NOVA REALIDADE PARA O PACIENTE COM DOR

Em um cenário onde a dor é frequentemente tratada como um inimigo a ser combatido com urgência e sem empatia, a proposta de uma comunicação propositiva e integradora representa uma verdadeira revolução. Através de palavras que acolhem, educam e empoderam, é possível transformar a experiência dolorosa em uma jornada de autoconhecimento e resiliência.

Ao abandonarem o discurso dos nocebos – que rotulam, desvalorizam e impõem limitações – e adotarem uma comunicação que valorize a complexidade e a multifatorialidade da dor, tanto os profissionais quanto os pacientes podem abrir caminho para uma nova era no cuidado da saúde. Uma era na qual cada consulta não seja apenas um momento de diagnóstico, mas uma oportunidade de construir uma parceria baseada na confiança, no respeito e na esperança de uma vida plena.

Quando os profissionais de saúde passam a enxergar o paciente não como um corpo "danificado", mas como um ser humano que carrega uma rica história e uma capacidade incrível de adaptação, a comunicação deixa de ser um instrumento de limitação e se transforma em uma ferramenta de libertação. Essa mudança de paradigma exige uma revisão constante das práticas e uma abertura para novas formas de pensar a dor – que se apoiem na ciência, mas que também respeitem o universo emocional e social do indivíduo.

Convido todos os profissionais de saúde e cuidadores a refletirem sobre a própria comunicação. Cada palavra, cada frase, pode ser uma semente de esperança ou de desânimo. Precisamos nos comunicar com empatia, clareza e o firme propósito de transformar a vida daqueles que sofrem com a dor. Que a mensagem seja sempre de que a vida sem dor é possível e que, ao assumir o comando da própria história, cada paciente pode trilhar um caminho de recuperação e plenitude.

A comunicação com o paciente com dor é muito mais do que a transmissão de informações técnicas – é um ato de cuidado, respeito e humanidade. Palavras que antes eram utilizadas para alarmar, como "sua coluna parece a de alguém com 90 anos" ou "seu joelho é desgastado como o de um idoso", quando repensadas e reformuladas, podem dar lugar a mensagens que dão autonomia e esperança.

Essa abordagem, fundamentada em evidências científicas e na prática clínica humanizada, reforça que o pânico diante da dor é desnecessário e contraproducente. Em vez de restringir o corpo, é possível estimulá-lo a encontrar novas formas de movimento e expressão. Em vez de impor limites rígidos, a comunicação propositiva abre um leque de possibilidades para a adaptação e o fortalecimento.

Ao longo deste extenso diálogo sobre a comunicação com o paciente com dor, reafirmo que as palavras podem ser verdadeiros remédios ou intensos venenos. Ao escolhermos uma comunicação empática, informativa e propositiva, possibilitamos que cada indivíduo se sinta valorizado, compreendido e capaz de transformar seu sofrimento em um caminho para a recuperação. Que essa mensagem inspire uma nova era de cuidado na saúde, em que a dor seja vista não como um fardo imutável, mas como um convite à mudança, à ação e à esperança.

QUE A MENSAGEM SEJA SEMPRE DE QUE A VIDA SEM DOR É POSSÍVEL E QUE, AO ASSUMIR O COMANDO DA PRÓPRIA HISTÓRIA, CADA PACIENTE PODE TRILHAR UM CAMINHO DE RECUPERAÇÃO E PLENITUDE.

CAPÍTULO 7

DESTRUINDO MITOS SOBRE A DOR

Eu quero libertar você.

A dor, esse fenômeno tão intrincado e multifacetado, tem sido alvo de inúmeras interpretações equivocadas ao longo dos anos. Em meio a uma avalanche de informações, muitas vezes simplistas, preguiçosas, incoerentes e descontextualizadas, circulam mitos que podem causar angústia, levar a tratamentos inadequados e, até mesmo, comprometer a qualidade de vida daqueles que sofrem. Neste capítulo, tenho a missão de desmistificar cinco informações equivocadas sobre a dor.

Cada um dos seguintes mitos será discutido à luz de estudos científicos e da prática clínica contemporânea, que demonstram – de maneira clara e convincente – que a dor é muito mais complexa do que uma relação de causa e efeito entre lesão e sofrimento. Ao final deste capítulo, espero que você se sinta habilitado de autoridade e munido de informações que o ajudarão a compreender a verdadeira natureza da dor e a adotar estratégias de tratamento e autocuidado que promovam a recuperação e o bem-estar.

MITO 1: SE TEM DOR, É PORQUE TEM LESÃO

A primeira e talvez mais comum concepção equivocada é acreditar que a dor sempre é sinônimo de lesão – isto é, que a presença de dor indica necessariamente que há um dano estrutural no corpo. Essa ideia, profundamente enraizada tanto na cultura popular quanto em alguns modelos biomédicos tradicionais, ignora a complexidade dos mecanismos da dor.

Como já vimos, a dor é, por definição, "uma experiência sensorial e emocional desagradável associada a, ou semelhante àquela associada a, dano tecidual real ou potencial".[1] Ou seja, a dor não é exclusiva à presença de um dano tecidual – ela pode ocorrer mesmo na ausência de lesão identificável.

Estudos robustos têm demonstrado que muitos indivíduos relatam dor sem que haja qualquer evidência objetiva de lesão ou dano estrutural. Por exemplo, investigações[2] e revisões subsequentes na área da neurociência da dor mostram que alterações na atividade do sistema nervoso podem amplificar a percepção dolorosa, mesmo na ausência de um estímulo nocivo direto.[3]

Um dos mecanismos que explicam a dissociação entre dor e lesão é a sensibilização central – que expliquei anteriormente –, mas, como informação boa nunca é de mais, costumo repetir esses insights mais importantes para garantir que você os aprenda. Esse fenômeno ocorre quando o sistema nervoso central – cérebro e medula espinhal – se torna hipersensível e passa a amplificar sinais dolorosos. Em outras palavras, o "volume" da dor é aumentado, independentemente da magnitude de um dano real nos tecidos.

Em 2014, um grupo de pesquisadores reuniu mais de vinte estudos de imagem cerebral feitos com pessoas diagnosticadas com fibromialgia. O que eles encontraram foi impactante: o cérebro desses pacientes não está danificado, mas sim hiperativado – como se os sistemas de alarme do corpo estivessem em alerta máximo, mesmo quando não há perigo real. Áreas cerebrais que normalmente nos ajudam a interpretar ameaças, como o córtex cingulado anterior e a região pré-frontal, estavam funcionando de maneira exagerada. Ao mesmo tempo, as regiões que atuam como um freio natural da dor estavam silenciosas ou enfraquecidas. É como se o cérebro tivesse esquecido como diminuir o volume da dor.

A dor passa a ser processada de modo distorcido, intenso e persistente, mesmo sem qualquer lesão visível no corpo. É o sistema nervoso que amplifica o sinal – como se o rádio estivesse chiando, mesmo sem nenhuma música tocando. E entender isso muda tudo: mostra que a dor da fibromialgia é real, tem explicação biológica e pode ser modulada. Porque o cérebro que aprendeu a sentir dor assim também pode aprender novos caminhos.[4]

A DOR NÃO É EXCLUSIVA À PRESENÇA DE UM DANO TECIDUAL – ELA PODE OCORRER MESMO NA AUSÊNCIA DE LESÃO IDENTIFICÁVEL.

Além disso, a dor é, em grande medida, uma experiência subjetiva. Diferentes indivíduos podem sentir intensidades muito variadas de dor diante do mesmo estímulo, e essa variabilidade se deve a fatores genéticos, fragilidades físicas e emocionais, bem como aos reflexos da interação entre o corpo e o ambiente. Por exemplo, uma revisão sistemática publicada no *The Lancet* demonstrou que a interpretação e a resposta à dor variam amplamente entre indivíduos, mesmo quando expostos aos mesmos níveis de estímulos nocivos.[5] Essa subjetividade reforça a ideia de que a presença de dor não implica obrigatoriamente uma lesão física, mas reflete a interação complexa entre o corpo e a mente.

Portanto, a afirmação "se tem dor, é porque tem lesão" é um equívoco. A dor pode ser gerada por processos neurofisiológicos que não necessariamente envolvem dano tecidual, e sua percepção é modulada por uma série de fatores internos e externos. Essa compreensão é crucial para evitar intervenções desnecessárias e promover estratégias de tratamento que foquem a modulação da dor, e não apenas a busca por lesões que muitas vezes nem existem.

MITO 2: QUANTO MAIOR A DOR, MAIS PERIGOSO É

Outro mito disseminado é a ideia de que a intensidade da dor é diretamente proporcional ao grau de perigo ou gravidade da condição subjacente. Em termos simples, quanto mais intensa a dor, maior o risco de uma lesão grave ou de complicações futuras. Embora possa parecer lógica, essa associação não se sustenta diante das evidências científicas atuais.

Estudos têm demonstrado que a intensidade da dor nem sempre reflete a extensão do dano tecidual ou o risco real para a saúde. Em revisões publicadas em revistas como o *Journal of Pain* e o *British Medical Journal*, pesquisadores constataram que indivíduos com níveis intensos de dor podem, na verdade, não apresentar perigo estrutural significativo, e que a dor pode ser influenciada por fatores psicológicos e ambientais.[6]

Assim, a forma como o cérebro interpreta a dor pode alterar dramaticamente sua intensidade. Quando o paciente acredita que a dor é um sinal de algo extremamente perigoso, essa crença pode, por si só, amplificar a experiência dolorosa. Estudos em neurociência têm mostrado que expectativas negativas são capazes de ativar circuitos cerebrais responsáveis pelo aumento da dor – um fenômeno similar ao efeito placebo, mas na direção oposta, o chamado efeito nocebo.[7]

Uma metanálise publicada no *The Lancet* evidenciou que a percepção da dor está fortemente correlacionada com o estado emocional e as crenças do indivíduo.[8] Pacientes que se veem como vulneráveis ou que temem um dano iminente relatam níveis de dor significativamente mais altos, independentemente de evidências objetivas de lesão. Essa descoberta reforça a ideia de que a intensidade da dor é modulada por fatores subjetivos e não pode ser utilizada isoladamente para inferir o perigo ou a gravidade de uma condição.

Assim, a dor intensa pode ser, em muitos casos, uma resposta exagerada a estímulos não necessariamente perigosos. Compreender que a intensidade da dor é modulada por processos psicológicos e neurofisiológicos permite que médicos e pacientes adotem estratégias mais equilibradas, focando a reeducação do sistema nervoso e a gestão emocional, em vez de responder automaticamente com alarme e medidas extremas.

MITO 3: DOR CRÔNICA OU DOR QUE PERSISTE É SINAL DE ALGO GRAVE

A dor crônica, definida como aquela que persiste por mais de três meses, é frequentemente encarada como um indicador de um problema grave e irreversível. Essa visão, no entanto, não leva em conta que a dor crônica é, muitas vezes, resultado de um processo de adaptação do sistema nervoso – a sensibilização central –, e não necessariamente de um dano progressivo ou de uma doença devastadora.

A GESTÃO DA DOR CRÔNICA ENVOLVE UMA ABORDAGEM INTEGRADORA QUE CONSIDERA FATORES BIOLÓGICOS, PSICOLÓGICOS E SOCIAIS.

Diversas pesquisas, inclusive algumas publicadas no excelente *Journal of Clinical Investigation*, demonstram que a dor crônica pode ser gerida e até revertida com intervenções multidisciplinares.[9] O fato de a dor persistir por um longo período não implica, por si só, que exista uma condição grave ou que a lesão seja irreversível. Muitas vezes, a cronicidade da dor está mais relacionada a processos neuroplásticos que perpetuam a sensação dolorosa, independentemente de uma lesão tecidual ativa.

Revisões sistemáticas publicadas no *European Spine Journal* e no *British Medical Journal* indicam que a evolução natural de muitas condições de dor crônica é benigna.[10] Em diversos casos, os pacientes apresentam melhora significativa ao longo do tempo, especialmente quando são incentivados a manter uma atividade física moderada e a participar de programas de reabilitação que abordam tanto os aspectos físicos quanto os emocionais da dor.

A gestão da dor crônica envolve uma abordagem integradora que considera fatores biológicos, psicológicos e sociais. Quando os pacientes são educados sobre a natureza multifatorial da dor e encorajados a adotar estratégias de autocuidado – como exercícios físicos, terapia cognitivo-comportamental e técnicas de mindfulness –, os resultados terapêuticos melhoram consideravelmente. Essa abordagem multidisciplinar não só alivia a dor, mas também melhora a qualidade de vida e reduz a percepção de ameaça associada à dor persistente.

Portanto, afirmar que "dor crônica ou dor que persiste é sinal de algo grave" é uma simplificação que ignora as nuanças dos mecanismos de dor. A persistência da dor, por si só, não indica uma condição irreversível, mas sim um processo adaptativo que pode ser revertido ou modulado com as intervenções corretas. Esse entendimento é fundamental para reduzir o estigma e a ansiedade que muitas vezes acompanham o diagnóstico de dor crônica.

MITO 4: EXAMES DE IMAGEM SÃO PEÇAS FUNDAMENTAIS PARA ENTENDER A DOR NO CORPO

Os exames de imagem – como ressonância magnética, tomografia computadorizada e raio-X – são ferramentas poderosas para a avaliação de estruturas anatômicas. No entanto, a interpretação desses exames deve ser feita com cautela, pois muitas vezes alterações estruturais não se correlacionam com a intensidade ou a presença de dor.

Segundo estudos publicados no *The Lancet* e no *The New England Journal of Medicine*, achados radiológicos, como degeneração discal ou osteoartrite, são frequentemente encontrados em indivíduos assintomáticos.[11] Ou seja, muitas pessoas que não sentem dor apresentam alterações que, se detectadas isoladamente, poderiam ser interpretadas como lesões graves. Isso evidencia que os exames de imagem são complementares a uma avaliação clínica completa e não devem ser utilizados como o único critério para o diagnóstico da dor.

UMA ABORDAGEM CLÍNICA INTEGRADA, COM BASE NA COMUNICAÇÃO EMPÁTICA E NA AVALIAÇÃO MULTIDISCIPLINAR, É ESSENCIAL PARA IDENTIFICAR AS VERDADEIRAS CAUSAS DA DOR E PLANEJAR UM TRATAMENTO EFICAZ.

A verdadeira compreensão da dor depende de uma avaliação clínica detalhada, que inclua o histórico do paciente, a análise dos sintomas e a consideração dos fatores emocionais e sociais que podem influenciar a percepção dolorosa. O exame de imagem, embora útil, é apenas uma parte do quebra-cabeça. Uma abordagem clínica integrada, com base na comunicação empática e na avaliação multidisciplinar, é essencial para identificar as verdadeiras causas da dor e planejar um tratamento eficaz.

Revisões sistemáticas e metanálises publicadas em periódicos de alto impacto acadêmico demonstram que o uso indiscriminado de exames de imagem pode levar a diagnósticos errôneos e a tratamentos desnecessários. Por exemplo, um estudo no *Spine* concluiu que a correlação entre alterações estruturais detectadas por imagem e os sintomas de dor é fraca, ressaltando a importância de se considerar o contexto clínico completo antes de formular um diagnóstico definitivo.[12]

Portanto, embora sejam importantes, os exames de imagem devem ser vistos como ferramentas auxiliares que complementam – e não substituem –

uma avaliação clínica abrangente. A interpretação isolada de imagens pode acarretar conclusões precipitadas e intervenções desnecessárias.

MITO 5: REPOUSO É O MELHOR TRATAMENTO PARA A DOR

A ideia de que repouso é o tratamento ideal para a dor está profundamente enraizada em muitos modelos antigos de cuidado, sobretudo em condições musculoesqueléticas. No entanto, a evidência científica tem demonstrado de modo consistente que o repouso excessivo pode ser, na verdade, prejudicial. Quando o corpo é mantido em inatividade por longos períodos, há perda de massa muscular, diminuição da flexibilidade, desregulação das funções corporais e, consequentemente, piora dos sintomas dolorosos.

Como já se sabe atualmente, a atividade física moderada e até de alta intensidade – cujo início deve ser gradativo – é crucial para a recuperação de diversas condições de dor.[13] O movimento estimula a circulação, fortalece a musculatura de suporte e ativa processos neurofisiológicos que ajudam a modular a percepção da dor. Programas de exercícios terapêuticos, que são individualizados e adaptados às condições de cada paciente, têm se mostrado altamente eficazes na redução dos sintomas e na prevenção da cronicidade.

Uma revisão sistemática publicada no *The Cochrane Database of Systematic Reviews* concluiu que o repouso prolongado pode piorar a função física e intensificar a dor, enquanto intervenções que promovem a atividade gradual resultam em melhora da qualidade de vida e redução da dor.[14] Essa evidência é fundamental para romper com a ideia de que "repouso é tratamento para a dor" e para incentivar abordagens que valorizem o movimento.

Embora seja necessário um período de alívio em casos de agudização, o repouso prolongado pode provocar desvantagens significativas. A manutenção de uma atividade física adaptada e segura é, na verdade, um dos pilares para a recuperação e o aprimoramento da funcionalidade.

As explicações apresentadas para desmistificar cinco mitos tão comuns são fundamentadas em estudos científicos publicados em periódicos de alto impacto. Cada uma dessas evidências nos convida a repensar a forma como encaramos a dor e a adotar uma abordagem mais integrada e humanizada.

Quando são educadas sobre a verdadeira natureza da dor, as pessoas com dor tendem a priorizar comportamentos mais ativos e menos baseados no medo. A compreensão de que a dor pode ser modulada por meio de atividade física, técnicas de manejo emocional e uma abordagem multidisciplinar empodera o indivíduo a assumir o controle de sua saúde. Essa educação é um passo essencial para transformar a experiência dolorosa em uma oportunidade de autoconhecimento e evolução.

A COMUNICAÇÃO COMO FERRAMENTA TRANSFORMADORA

Como discutido anteriormente, a forma de comunicar essas informações aos pacientes é crucial. Palavras carregadas de alarmismo e julgamentos podem funcionar como nocebos, intensificando a percepção da dor. Em contrapartida, uma comunicação empática e esclarecedora, que valorize a complexidade da experiência e reforce a capacidade de recuperação, é capaz de transformar a jornada do paciente. Essa abordagem tem o potencial de reduzir a ansiedade, favorecer a adesão ao tratamento e promover uma melhor qualidade de vida.

Para ilustrar como as evidências científicas podem ser traduzidas em uma comunicação prática e transformadora, apresento alguns exemplos e estratégias que podem ser aplicadas no dia a dia dos profissionais de saúde, com base nos mitos que discutimos.

SE TEM DOR, É PORQUE TEM LESÃO

- **Comunicação equivocada**: "A dor que você sente indica que há uma lesão em seu corpo. Precisamos investigar essa área com mais exames".
- **Comunicação propositiva**: "A dor que você está sentindo é uma resposta complexa de seu corpo e, muitas vezes, não está diretamente relacionada a uma lesão estrutural. Ela pode ser influenciada por diversos fatores, como a forma como seu sistema nervoso processa os sinais que vêm do seu corpo. Vamos analisar tudo isso de maneira integrada para entender melhor e cuidar de sua saúde".

PALAVRAS CARREGADAS DE ALARMISMO E JULGAMENTOS PODEM FUNCIONAR COMO NOCEBOS, INTENSIFICANDO A PERCEPÇÃO DA DOR.

QUANTO MAIOR A DOR, MAIS PERIGOSO É

- **Comunicação equivocada:** "Se a dor está muito intensa, isso significa que algo bem sério está acontecendo em seu corpo".
- **Comunicação propositiva:** "A intensidade da dor pode ser amplificada por diversos fatores, incluindo o estado emocional e as expectativas que você tem em relação a ela. Mesmo quando é intensa, nem sempre a dor indica um perigo iminente. Nosso foco será encontrar estratégias para ajudar seu corpo a se acalmar e reduzir essa sensação, sem que você precise se preocupar com um risco imediato".

DOR CRÔNICA OU DOR QUE PERSISTE É SINAL DE ALGO GRAVE

- **Comunicação equivocada:** "Como sua dor persiste há tanto tempo, isso significa que há algo realmente sério e irreversível acontecendo".
- **Comunicação propositiva:** "A dor que persiste por um período prolongado pode ser resultado de processos que deixam o sistema nervoso mais sensível, mas isso não quer dizer que haja uma lesão grave ou irreversível. Com uma abordagem multidisciplinar e algumas mudanças no estilo de vida, muitos pacientes conseguem melhorar significativamente os sintomas e retomar atividades".

EXAMES DE IMAGEM SÃO PEÇAS FUNDAMENTAIS PARA ENTENDER A DOR NO CORPO

- **Comunicação equivocada:** "Seu exame de imagem mostra alterações que explicam sua dor, e isso confirma a gravidade da situação".
- **Comunicação propositiva:** "Os exames de imagem são uma ferramenta importante para visualizar a estrutura do corpo, mas não contam toda a história. Muitas vezes, as alterações que vemos são comuns e não se correlacionam diretamente com a intensidade da dor. Vamos

considerar esses resultados juntamente com sua história clínica e seus sintomas para montar um plano de cuidado completo".

REPOUSO É O MELHOR TRATAMENTO PARA A DOR

- **Comunicação equivocada:** "Você precisa descansar e evitar movimentos para que a dor melhore".
- **Comunicação propositiva:** "Embora seja importante dar ao corpo um tempo para se recuperar em momentos agudos, o repouso prolongado pode, na verdade, prejudicar a recuperação. Estudos mostram que manter uma atividade física moderada e adaptada a cada caso ajuda a fortalecer a musculatura e reduzir a dor. Nosso objetivo é encontrar um equilíbrio que permita a você se movimentar com segurança e melhorar sua qualidade de vida".

Ao desmistificarmos essas cinco informações equivocadas sobre a dor, fica claro que o entendimento atual, embasado em evidências científicas de alto impacto, nos convida a adotar uma visão mais ampla e humanizada do sofrimento. A dor não é uma sentença; ela é um fenômeno complexo que reflete a interação entre o corpo, a mente e o ambiente. Essa compreensão nos permite abandonar o modelo simplista que associa automaticamente a dor a lesões, perigo iminente, cronicidade grave, achados radiológicos e repouso absoluto.

A nova abordagem propõe que a dor seja encarada como um sinal – um chamado para a autoconhecimento e a adaptação –, e não como uma sentença de incapacidade. Ao educarmos os pacientes sobre a verdadeira natureza da dor e utilizarmos uma comunicação empática e integradora, podemos transformar a experiência dolorosa em uma oportunidade de resiliência e crescimento pessoal. Profissionais de saúde que adotam essa postura não só promovem melhores resultados terapêuticos, como também contribuem para a construção de uma cultura de cuidado que valoriza a saúde integral do indivíduo.

Essa mudança de paradigma requer, acima de tudo, a disposição para ouvir, entender e dar autonomia e poder ao indivíduo doloroso. Quando abandonamos as mensagens alarmistas e usamos uma linguagem que

A DOR NÃO É UMA SENTENÇA; ELA É UM FENÔMENO COMPLEXO QUE REFLETE A INTERAÇÃO ENTRE O CORPO, A MENTE E O AMBIENTE.

reforça a capacidade do corpo de se recuperar e se fortalecer, podemos inspirar confiança e esperança – elementos essenciais para uma jornada de cura bem-sucedida.

Profissionais envolvidos no cuidado com a saúde da população devem repensar a maneira como se comunicam com aqueles que sofrem com a dor. Que possamos, juntos, construir um novo caminho, no qual a ciência, a empatia e a comunicação humanizada estejam unidas na promoção de uma vida sem dor e repleta de possibilidades.

Espero que as evidências aqui apresentadas ajudem a dissipar os mitos que tanto prejudicam a compreensão e o tratamento da dor. Que possamos sempre lembrar que, por trás de cada experiência dolorosa, existe a oportunidade de transformação e que, com a comunicação certa, a vida sem dor – ou com dor controlada – é, de fato, possível.

Agora que você já entendeu os mitos que destaquei, quebrando as ideias corriqueiras sobre eles e até descobrindo uma nova maneira de comunicar tais assuntos, vou aproveitar para lhe apresentar mais informações sobre a dor e suas nuanças e intervenções. Este momento é importante, pois a melhor coisa que você pode ter antes de um tratamento é boa informação, e aqui incluirei o mais refinado pensamento científico traduzido para você. Creio que esse olhar real pode ser transformador, fazendo-o pensar: *Ué, eu achava que era desse jeito..., mas não sabia que a verdade era essa!*

São pílulas de conhecimento. Algumas até podem estar já citadas nesta obra, para compor os pensamentos e facilitar as interpretações da dor, mas aqui quero reuni-las como uma lista de pensamentos diretos e impactantes sobre a realidade das dores, do ponto de vista da ciência – que é o principal. Sem ciência de qualidade por trás, qualquer opinião serviria.

PÍLULAS DE SABEDORIA

Quanto mais você tentar "proteger" uma parte do corpo com dor, mais dor sentirá ali.

O sistema nervoso aprende tudo por repetição. Se você "ensina" o corpo a evitar, ele aprende a sentir medo e dor com cada vez menos estímulo. É como um alarme que dispara até com vento fraco. Então, você precisa focar a funcionalidade corporal – ou seja, fazer seu corpo se mexer.

Você não pode esperar para viver só quando não sentir mais dor alguma.

Você pode melhorar mesmo que a dor nunca vá embora completamente, pois a meta nem sempre é zerar a dor: a verdadeira vitória é voltar a viver com liberdade, mesmo que algum desconforto fique.

O cérebro pode manter a dor ativa mesmo anos depois de a lesão já ter cicatrizado.

Sim: você pode ter dor sem dano, pois o que dói não é o músculo ou a articulação – é a interpretação cerebral do que está acontecendo, e ela pode estar errada. Para resolver isso, é preciso treinar o cérebro a não ter medo do movimento – o que só se faz com conhecimento e prática. Por esse motivo, movimentar-se com segurança é o melhor remédio.

Você não está quebrado. Você está sensível. E sensibilidade se treina.

A culpa dessa dor não é sua. A culpa é de um sistema nervoso treinado para sobreviver, e não necessariamente para ser racional. A fim de treinar a sensibilidade, você precisa se mexer e saber que a dor ao fazer isso não necessariamente significa que está se machucando, pois a dor é uma experiência sensorial complexa. Você pode sentir desconforto sem estar se machucando – principalmente em casos crônicos, nos quais o sistema nervoso está hiperativo.

A maioria dos tratamentos ainda age como se dor fosse sinônimo de lesão.

Isso é tão ultrapassado quanto achar que febre é sinal de infecção mortal. Dor crônica se trata com conhecimento, movimento e exposição gradual.

Imagens de exames mostram estruturas – não mostram dor.

Os exames detectam alterações estruturais, que podem ou não estar ligadas à dor. Aliás, a maioria das pessoas com hérnia de disco ou artrose não sente nada.

Repouso absoluto pode ser o pior "tratamento" que existe.

A falta de movimento descondiciona músculos, articulações e o cérebro. O corpo perde confiança em se mover e se torna mais sensível ainda. Dor não se vence com medo, e sim com exposição gradual, corpo ativo e mente educada.

Dor também é uma experiência emocional do corpo. E exercício é o treino para lidar com ela.

Sentir medo de se mexer só piora o alarme. Medo do movimento. Medo de se machucar. Medo de a dor piorar. Mas o que pouca gente sabe é que o exercício físico bem-orientado é uma forma de exposição emocional ao medo, capaz de treinar o cérebro a parar de associar o movimento com perigo.

Quanto mais você tenta "poupar" a região dolorida, mais ela perde coordenação e força.

Ao evitar a região dolorida, você treina o corpo a perder força, coordenação e confiança. O resultado? Mais medo, mais rigidez, mais dor.
Movimento é treino. E treino reconstrói a autonomia.

A forma como você pensa sobre a dor muda a forma como seu corpo a experimenta.

Isso se chama catastrofização – e é um dos fatores mais estudados na dor crônica. Pensar que está se lesionando a cada passo pode literalmente aumentar a dor.
A boa notícia? A reabilitação moderna não trata só músculos. Ela reeduca o cérebro – e isso inclui regular emoções, treinar pensamentos e reaprender a confiar no próprio corpo.

Levantar peso não desloca a hérnia de disco.

A hérnia de disco não "sai do lugar" quando você faz exercício – na verdade, ela sai do controle quando você não se mexe. Além disso, com a técnica correta, levantar peso fortalece a musculatura e protege a coluna. Estudos mostram que o controle motor adequado é essencial para a saúde lombar.[15]

Correr também não.

A corrida costuma, inclusive, proteger os discos da coluna, mesmo com hérnia, e não piorar o quadro.

Idoso pode, sim, pegar peso.

E, ao fazer isso, ele evita perder massa muscular. Peso é vacina contra fragilidade. Por isso, é importante que os idosos se movimentem, o que inclui musculação, pois exercícios bem-orientados melhoram força, autonomia e até cognição e capacidade de aprendizado.

Bico de papagaio nem sempre é perigoso e causa dor.

Osteófitos (bicos de papagaio) são crescimentos ósseos que, na maioria dos casos, são assintomáticos e não representam risco significativo. Apenas quando comprimem estruturas nervosas podem causar sintomas.

Celular não dá bico de papagaio no pescoço.

Isso é uma fake news postural. O uso de celular em si não deforma a coluna. Dor cervical é multifatorial e adaptável.

Esporão calcâneo nem sempre é a causa da dor no calcanhar.

Muitos esporões calcâneos são encontrados em indivíduos sem dor. A dor no calcanhar está mais frequentemente relacionada à inflamação da fáscia plantar do que ao esporão em si.

Não é obrigatório fazer alongamento antes de treinar.

Também não é algo que possa fazer mal, porém alongamento passivo não previne lesão. Para tanto, um aquecimento ativo é mais efetivo.

Há outras opções além de cirurgia para resolver dor lombar crônica.

Inclusive, a maioria melhora com reabilitação ativa. Cirurgia é, em geral, prescrita em casos agudos selecionados, que mostrem alguma alteração importante em uma estrutura do corpo, como hérnia de disco ou diminuição do espaço do canal por onde o nervo sai da coluna para o corpo, e que imprescindivelmente apresentam sintomas que vão além da presença de dor, tais quais diminuição dos reflexos corporais e dor com sinais compressivos.

Dor no pescoço não é fruto de má postura.

A relação entre postura e dor cervical é fraca;[16] intervenções focadas apenas na correção postural não são mais eficazes do que outras abordagens terapêuticas para aliviar dores no pescoço.

Para se tornar um idoso independente, treine força.

Estudos recentes confirmam que o treinamento de resistência progressiva melhora a função física em idosos.[17] E manter-se fisicamente ativo é crucial para realizar atividades diárias sem assistência, por melhorar tanto a força quanto a flexibilidade e a saúde cognitiva.

CAPÍTULO 8

O LUGAR CERTO DOS MEDICAMENTOS NO TRATAMENTO DA DOR

Você já deve ter passado por isso ou conhece alguém que passou: dor nas costas, dor no pescoço, dor que aparece de repente ou que já virou um velho inquilino do corpo. E então, vem o primeiro impulso: procurar um remédio. A farmácia está logo ali. O comprimido parece inofensivo, quase um salvador em miniatura.

E às vezes ele é mesmo – um alívio. Um respiro.

Mas é aqui que precisamos fazer uma pausa mais longa. Porque, no universo da dor musculoesquelética, os medicamentos são como o guarda-chuva em um temporal: protegem da chuva por um tempo, mas não mudam o clima. E se o clima for crônico, você vai precisar de mais do que um guarda-chuva – terá que reaprender a viver mesmo quando as nuvens não forem embora logo.

Este capítulo não é uma cruzada contra os remédios, nem pretende gerar culpa por tê-los usado. Muito pelo contrário: é um convite à liberdade de não depender apenas deles. É uma carta aberta ao uso inteligente, estratégico e respeitoso dos medicamentos. Eles têm seu lugar, sua hora, sua função. Especialmente em crises agudas, nas quais a dor chega rasgando e impede até o pensamento. Mas a grande questão que precisa ser dita – e poucos dizem com franqueza – é: o remédio ajuda a abrir a porta, mas não a atravessa por você.

Quem fortalece o corpo, melhora a mobilidade, organiza o sono, lida com o estresse e reprograma o sistema nervoso é você, com uma jornada ativa e um tratamento que exige presença, constância e movimento. E isso não é filosofia barata. É ciência publicada nas maiores revistas médicas do mundo.

Ao longo deste capítulo, você vai entender quando o remédio é realmente necessário; quais são os principais fármacos usados na dor aguda

O REMÉDIO AJUDA A ABRIR A PORTA, MAS NÃO A ATRAVESSA POR VOCÊ.

e crônica, e o que as diretrizes atuais dizem sobre eles; como utilizar a medicação como uma ponte, e não como uma prisão; e, acima de tudo, como reorganizar sua caminhada para que o alívio seja construído de dentro para fora.

Vivemos em uma era em que a dor – essa experiência tão intimamente ligada à nossa existência – tem sido tratada como uma emergência a ser combatida com a utilização imediata de medicamentos. Já vimos aqui que, quando nos dirigimos a um médico com queixas de dor musculoesquelética, é comum que a primeira linha de ação seja a prescrição de fármacos – o que não é um raciocínio anormal, principalmente se a dor for aguda.

Todavia, o equívoco está em quando não se permite expandir a linha de intervenção para um ponto fundamental: a reabilitação física da dor, seja com ajuda profissional ou por conta própria, desde que sejam apresentados à pessoa com dor meios de fazer isso – o que é a proposta deste livro.

Os medicamentos podem ser frequentemente expostos como a solução milagrosa para o sofrimento, porém a realidade revela que, embora tenham um papel importante no alívio de sintomas, eles não são os salvadores da pátria, sobretudo quando se trata de dores crônicas. Nesta jornada de conhecimento, convido você agora a explorar os reais alcances e limitações dos tratamentos farmacológicos para a dor musculoesquelética, bem como a importância de manter a mente aberta para as alternativas que promovem a reabilitação física e a transformação da experiência dolorosa.

O PAPEL DOS MEDICAMENTOS NO ALÍVIO DA DOR

Ao adentrarmos no universo dos tratamentos para a dor, percebemos que a prescrição de medicamentos é, muitas vezes, a porta de entrada para a intervenção clínica. Quando um paciente relata uma dor intensa, seja ela aguda ou crônica, o médico, com base em protocolos consolidados e evidências científicas, tende a recorrer a anti-inflamatórios, analgésicos, relaxantes musculares, antidepressivos ou até opioides a fim de amenizar o sofrimento. Essa prática tem, em essência, o objetivo de reduzir o incômodo imediato e facilitar o retorno à normalidade.

Entretanto, ao nos aprofundarmos no estudo das evidências científicas dos últimos dez anos, constatamos que os medicamentos atuam de maneira limitada, sobretudo nas dores crônicas.[1] É importante compreender que os fármacos podem, sim, relaxar tecidos, modular processos inflamatórios e alterar a transmissão dos sinais dolorosos, mas essa atuação tem fronteiras bem definidas.

O que se observa na prática clínica é que a resposta ao tratamento medicamentoso recebe a influência de diversos fatores, como a crença do paciente, a ativação do sistema nervoso central e a própria experiência subjetiva da dor. Dessa forma, a medicação não deve ser encarada como o "remédio mágico" que erradica a dor, mas sim como um componente de um conjunto de estratégias que envolvem a reabilitação física, a educação do paciente e o manejo dos aspectos psicossociais – relacionados ao que se pensa que está acontecendo e ao meio em que vivemos e trabalhamos.

É nesse contexto que se destaca a necessidade de termos uma mente aberta para entender até onde vai o papel da medicação. Não se trata de negar sua utilidade, mas de reconhecer que, em especial nas dores crônicas, a intervenção farmacológica isolada pode não ser suficiente para promover uma mudança duradoura. O verdadeiro caminho para a recuperação passa pela reeducação do corpo e da mente, sendo que o movimento e o exercício físico desempenham papéis fundamentais, atuando na reparação, na regeneração ou na cicatrização de eventuais lesões e, sobretudo, na dessensibilização dos circuitos neurais hiperativos.

A seguir, vou apresentar os achados científicos que embasam essa visão, dividindo-os entre dor aguda e dor crônica para os principais grupos de medicamentos utilizados na prática clínica: anti-inflamatórios, analgésicos, relaxantes musculares, antidepressivos e opioides. Peço desculpas por alguns termos técnicos necessários, mas é importante mantê-los para que você possa consultar depois, caso queira conhecer os medicamentos que lhe apresentam.

DOR AGUDA

1. ANTI-INFLAMATÓRIOS

Os anti-inflamatórios são frequentemente a escolha de primeira linha para o manejo da dor aguda. Sua ação principal consiste em inibir as enzimas ciclo--oxigenase (COX), reduzindo a síntese de prostaglandinas – substâncias que medem a inflamação e a dor. Se você, leitor, não é profissional da área da saúde, não se preocupe com esses termos técnicos, mas não desabone a importância de ter em mãos um livro que explica o que há por trás da ação do medicamento, até para que você possa conferir se está de acordo com o que lhe foi prescrito.

Em condições agudas, como entorses, distensões ou episódios inflamatórios repentinos, esses medicamentos podem reduzir o desconforto e melhorar a função do tecido acometido.

Evidências científicas

Estudos demonstram que os anti-inflamatórios, tanto os não esteroidais (AINEs) quanto os inibidores seletivos da COX-2, são eficazes no alívio da dor aguda. Por exemplo, uma metanálise publicada no *Annals of Internal Medicine* evidenciou que os AINEs proporcionam uma redução significativa da dor em pacientes com dor musculoesquelética aguda, com efeitos que se manifestam em poucas horas após a administração.[2]

Outra metanálise, publicada no *British Medical Journal*, concluiu que, embora os anti-inflamatórios sejam eficazes no alívio da dor aguda, a variabilidade individual e o risco de efeitos adversos devem ser cuidadosamente considerados.[3]

Tradução para a linguagem simples

Os anti-inflamatórios podem ajudar a "desligar" os sinais de inflamação que causam dor, funcionando como um alívio rápido para episódios dolorosos agudos. No entanto, é essencial que seu uso seja orientado e monitorado, pois, mesmo em curto prazo, podem causar efeitos adversos indesejáveis. Sendo assim, a prescrição deve se basear no real cenário em que o anti-inflamatório se dispõe a ter um nível de eficácia coerente: dores agudas inflamatórias.

2. ANALGÉSICOS

Os analgésicos – por exemplo, o paracetamol – são amplamente utilizados para o manejo da dor aguda. Eles atuam no nível do sistema nervoso central, modulando a percepção da dor sem exercer uma ação anti-inflamatória significativa.

Estudos têm mostrado que o paracetamol pode ser eficaz para dores leves a moderadas, embora sua eficácia comparada à dos AINEs seja, por vezes, inferior em contextos de dor de origem inflamatória.[4]

Evidências científicas

Um ensaio clínico randomizado demonstrou que o paracetamol reduz a dor em quadros agudos de maneira semelhante a outros analgésicos, mas com um perfil de segurança que o torna uma opção preferencial em certos grupos de pacientes.[5]

Já outra metanálise avaliou a eficácia do paracetamol *versus* placebo em dor aguda e concluiu que, apesar de ser útil, os efeitos são modestos e dependem fortemente do contexto clínico.[6]

Tradução para a linguagem simples

Os analgésicos como o paracetamol agem no "centro de controle" da dor no cérebro, ajudando a diminuir a sensação dolorosa. Contudo, seu efeito pode não ser tão poderoso em situações nas quais a inflamação é o principal motor da dor, e sua eficácia pode variar conforme o paciente e a situação.

A MEDICAÇÃO NÃO DEVE SER ENCARADA COMO O "REMÉDIO MÁGICO" QUE ERRADICA A DOR, MAS SIM COMO UM COMPONENTE DE UM CONJUNTO DE ESTRATÉGIAS QUE ENVOLVEM A REABILITAÇÃO FÍSICA.

3. RELAXANTES MUSCULARES

Os relaxantes musculares são frequentemente empregados para aliviar a dor aguda associada a tensão e espasmos musculares. Eles atuam no sistema nervoso central para reduzir a atividade muscular exagerada, contribuindo para o alívio da dor decorrente de contraturas.

Evidências científicas

Um ensaio controlado randomizado, publicado no *Pain and Therapy*, mostrou que relaxantes musculares, quando combinados com AINEs, podem reduzir significativamente a dor em quadros agudos, se comparados a anti-inflamatórios usados isoladamente.[7]

Além disso, um estudo publicado no *British Medical Journal* destacou que os relaxantes musculares podem proporcionar alívio rápido, mas seu uso deve ser limitado a curto prazo devido aos riscos de sedação e efeitos adversos relacionados à coordenação motora.[8]

Tradução para a linguagem simples

Os relaxantes musculares ajudam a "desligar" a tensão dos músculos que se contraem de maneira exagerada durante episódios dolorosos agudos. Essa ação permite que o corpo relaxe e que o paciente sinta uma melhora mais rápida. No entanto, é importante lembrar que esses medicamentos devem ser usados por um curto período, para evitar efeitos colaterais como sonolência.

4. ANTIDEPRESSIVOS

Embora sejam tradicionalmente associados ao tratamento de transtornos do humor, os antidepressivos também têm um papel no manejo da dor aguda, principalmente em situações nas quais há um componente emocional significativo ou quando se deseja prevenir a transição para a cronicidade. Eles modulam neurotransmissores como a serotonina e a noradrenalina, que influenciam a percepção da dor.

Evidências científicas

Um estudo publicado na revista *Pain* indica que alguns antidepressivos, como os inibidores da recaptação de serotonina e noradrenalina (IRSN), podem reduzir a intensidade da dor em pacientes com episódios agudos que têm um forte componente emocional.[9]

Já uma metanálise no *British Journal of Clinical Pharmacology* demonstrou que, embora os efeitos analgésicos diretos dos antidepressivos em dor aguda sejam modestos, podem ter um papel complementar em uma abordagem multidisciplinar.[10]

Tradução para a linguagem simples

Os antidepressivos podem ajudar a "acalmar" o cérebro, tornando-o menos sensível aos sinais de dor. Em casos agudos com forte impacto emocional, eles podem complementar o tratamento, ajudando o paciente a lidar melhor com o desconforto.

5. OPIOIDES

Os opioides são conhecidos por sua potente ação analgésica, atuando diretamente no sistema nervoso central para modular a transmissão dos sinais dolorosos. No manejo da dor aguda, eles são geralmente reservados para quadros de dor intensa que não respondem de maneira adequada a outras classes de medicamentos.

Evidências científicas

Uma revisão sistemática publicada na revista *Frontiers in Pharmacology* demonstrou que os opioides podem proporcionar um alívio significativo da dor aguda em situações específicas, como pós-operatório e trauma, quando utilizados de modo controlado.[11]

Porém, outro estudo, divulgado no *The Lancet,* alerta para os riscos, incluindo a possibilidade de desenvolvimento de dependência e de efeitos adversos graves, reforçando que sua utilização deve ser cuidadosamente balanceada com outras abordagens terapêuticas.[12]

Tradução para a linguagem simples

Os opioides são capazes de "desligar" a dor de maneira muito potente, mas essa força vem acompanhada de riscos e com eficácia aparente nas dores agudas. Quando usados em situações controladas e por curtos períodos, podem ser úteis; entretanto, seu uso indiscriminado ou prolongado pode causar sérios problemas, como dependência e complicações respiratórias.

DOR CRÔNICA

A dor crônica, aquela que persiste por mais de três meses, exige uma abordagem diferente da utilizada na dor aguda. Embora muitos medicamentos continuem sendo utilizados, as evidências indicam que o papel dos fármacos se torna mais limitado, e a ênfase deve ser direcionada para intervenções que reeduquem o sistema nervoso e promovam a retomada da atividade física.

1. ANTI-INFLAMATÓRIOS

Evidências científicas

Em condições de dor crônica, como na osteoartrite ou na dor lombar crônica, os anti-inflamatórios são frequentemente prescritos para reduzir a inflamação e aliviar a dor. Entretanto, metanálises publicadas no *Cochrane Database of Systematic Reviews* e no *British Medical Journal* mostram que, embora esses medicamentos possam oferecer alívio temporário, seu efeito no longo prazo é modesto e, muitas vezes, não altera o curso da doença.[13] Outra revisão sistemática, publicada no *The Lancet*, reforçou que os AINEs têm um papel limitado na modulação da dor crônica e que os riscos de efeitos colaterais aumentam com o uso prolongado.[14]

AS EVIDÊNCIAS INDICAM QUE O PAPEL DOS FÁRMACOS SE TORNA MAIS LIMITADO, E A ÊNFASE DEVE SER DIRECIONADA PARA INTERVENÇÕES QUE REEDUQUEM O SISTEMA NERVOSO E PROMOVAM A RETOMADA DA ATIVIDADE FÍSICA.

Tradução para a linguagem simples

Na dor crônica, os anti-inflamatórios podem ajudar a reduzir os sintomas de inflamação, mas sua eficácia tende a ser menor com o passar do tempo. Eles devem ser utilizados com cautela e sempre em conjunto com outras estratégias, como a reabilitação física, que promovam uma melhora mais duradoura.

2. ANALGÉSICOS

Evidências científicas

O paracetamol, frequentemente usado como analgésico, mostra resultados mistos em quadros crônicos. Uma metanálise publicada no *British Medical Journal* sugere que, embora possa ser útil para algumas pessoas, sua eficácia em dores crônicas é limitada.[15]

Outro estudo, publicado no *The Lancet*, também apontou que o paracetamol tem um efeito modesto na dor crônica e, portanto, deve ser considerado apenas como parte de uma abordagem terapêutica mais ampla.[16]

Tradução para a linguagem simples

Em situações de dor que persiste, os analgésicos como o paracetamol podem oferecer algum alívio, mas não são a solução definitiva. Eles devem ser vistos como um apoio, e não como a única estratégia para lidar com a dor de longo prazo.

3. RELAXANTES MUSCULARES

Evidências científicas

Os relaxantes musculares têm sido estudados em contextos de dor crônica associada a espasmos e tensão muscular. Uma revisão sistemática publicada no *JAMA Network Open* indicou que o uso de relaxantes musculares pode proporcionar alívio temporário, mas que a eficácia diminui com o tempo, e o risco de efeitos adversos, como sedação e dependência, aumenta.[17]

Na mesma linha, uma metanálise divulgada no *Spine* reforça a necessidade de cautela no uso prolongado desses medicamentos em dor crônica, por também notar um aumento no risco de efeitos adversos, especialmente relacionados ao sistema nervoso central.[18]

Tradução para a linguagem simples

No caso da dor que persiste, os relaxantes musculares podem ser úteis por curtos períodos para aliviar a tensão muscular, mas seu uso contínuo não resolve o problema e pode, inclusive, dificultar a recuperação no longo prazo. Por isso, é importante que sejam combinados com outras formas de tratamento, como exercícios de reabilitação.

4. ANTIDEPRESSIVOS

Evidências científicas

Antidepressivos, especialmente os inibidores da recaptação de serotonina e noradrenalina (IRSN), têm sido amplamente estudados no manejo da dor crônica. De acordo com ensaios clínicos randomizados publicados no *Pain* e no *Current Medical Research and Opinion*, esses medicamentos podem reduzir a intensidade da dor crônica, possivelmente ao modular os caminhos neurais que amplificam os sinais dolorosos.[19]

Além disso, uma metanálise no *British Medical Journal* chegou a uma conclusão semelhante, indicando que, embora apresentem efeitos modestos, os antidepressivos são particularmente úteis em pacientes cuja dor crônica está associada a sintomas de depressão e ansiedade.[20]

Tradução para a linguagem simples

Os antidepressivos podem atuar como "reprogramadores" do cérebro, ajudando a reduzir a sensibilidade à dor e a melhorar o humor. Em pacientes com dor crônica, eles podem fazer a diferença não apenas pelo efeito direto sobre o sofrimento físico, mas também por melhorar o estado emocional e a qualidade de vida. Porém, não devem jamais ser usados sem indicação profissional.

5. OPIOIDES

Evidências científicas

O uso de opioides na dor crônica é um dos temas mais controversos. Ensaios clínicos randomizados e metanálises publicadas no *The New England Journal of Medicine* e no *JAMA* demonstram que, embora os opioides possam reduzir a dor de maneira significativa no curto prazo, seu uso prolongado está associado a uma série de riscos, como tolerância aumentada, dependência e efeitos colaterais graves.[21]

Já uma revisão sistemática publicada no *Nature Reviews Rheumatology* enfatiza que os benefícios dos opioides na dor crônica musculoesquelética são limitados e que, quando comparados a outras intervenções, seu risco potencial supera os ganhos terapêuticos no longo prazo.[22]

Em casos crônicos de dores cervicais e lombares, um estudo do *The Lancet* comparou os efeitos medicamentosos entre um grupo que tomou opioides e outro que tomou placebo - quando só há o comprimido, sem o princípio ativo do medicamento. Os pesquisadores concluíram que os opioides se mostraram ineficazes no manejo da dor crônica em tais áreas corporais.[23]

É ESSENCIAL ENTENDER QUE OS FÁRMACOS – SEJA PARA RELAXAR TECIDOS, REDUZIR INFLAMAÇÃO OU MODULAR A PERCEPÇÃO DA DOR – NÃO PODEM SER ENCARADOS COMO A SOLUÇÃO ÚNICA.

Tradução para a linguagem simples

Na dor crônica, os opioides devem ser usados de modo limitado e com extrema cautela, em virtude dos efeitos terapêuticos discutíveis. O uso prolongado pode levar a problemas sérios, como dependência e complicações de saúde. Por isso, eles devem ser considerados apenas quando todas as outras opções terapêuticas se mostrarem insuficientes, e sempre sob rigoroso acompanhamento médico.

REFLEXÕES FINAIS: O CAMINHO PARA UMA ABORDAGEM INTEGRADA

Ao longo desta jornada do conhecimento, vimos que o uso de medicamentos para a dor musculoesquelética é uma ferramenta poderosa, mas que tem limitações claras, especialmente quando se trata da dor crônica. É essencial entender que os fármacos - seja para relaxar tecidos, reduzir inflamação ou modular a percepção da dor - não podem ser encarados como a solução única. Eles devem ser integrados a um plano de tratamento que inclua a reabilitação física, a educação do paciente e o suporte emocional, promovendo uma abordagem verdadeiramente biopsicossocial.

A reabilitação física, com seu poder de reeducar o sistema nervoso e restaurar a funcionalidade do corpo, mostra-se indispensável. Quando realizado de modo seguro e orientado, o exercício não apenas auxilia na reparação e na regeneração dos tecidos lesionados, mas também atua na redução da sensibilização central. Essa dessensibilização é fundamental para que o cérebro aprenda a interpretar os sinais corporais de maneira menos alarmista, contribuindo para uma melhora sustentável da dor.[24]

Para os profissionais de saúde, a mensagem é clara: ao prescrever medicamentos, é imperativo que se mantenha uma visão holística, que vá além do alívio sintomático imediato e considere o paciente em sua totalidade. A medicina moderna, fundamentada em evidências de alto impacto, nos ensina que o tratamento ideal para a dor musculoesquelética envolve a conjugação de intervenções farmacológicas com programas de exercícios, reeducação neuromuscular e estratégias de manejo psicológico. Essa integração potencializa a recuperação e transforma a experiência dolorosa em um processo de autoconhecimento e fortalecimento.

QUANDO REALIZADO DE MODO SEGURO E ORIENTADO, O EXERCÍCIO NÃO APENAS AUXILIA NA REPARAÇÃO E NA REGENERAÇÃO DOS TECIDOS LESIONADOS, MAS TAMBÉM ATUA NA REDUÇÃO DA SENSIBILIZAÇÃO CENTRAL.

Para o paciente, compreender que os medicamentos têm seu papel, mas que a verdadeira mudança reside no movimento e na reconexão com o próprio corpo, é libertador. A mente aberta, aliada ao conhecimento científico, permite que se abrace uma nova forma de viver a dor – não como um castigo, mas como um chamado para a transformação. Acredite: cada passo e cada estratégia de intervenção são oportunidades de resgatar a qualidade de vida e de reconstruir uma relação harmoniosa com o próprio corpo.

Este capítulo marcou o início de uma jornada de descoberta, na qual o tratamento da dor musculoesquelética é visto sob a luz da evidência científica e da prática integrada.

Compreendemos que os medicamentos desempenham um papel importante, mas limitado, no manejo da dor. Seja na esfera aguda ou na crônica, a mensagem que devemos levar é a de que a medicação não é o "Santo Graal" do tratamento; ela é uma ferramenta que, quando bem utilizada, pode aliviar os sintomas, mas precisa ser combinada com estratégias que promovam a reabilitação física e o reequilíbrio emocional.

Que este conhecimento inspire tanto profissionais quanto pacientes a buscarem uma abordagem integrada, na qual o movimento e a reeducação do sistema nervoso se tornem aliados na transformação da dor. O caminho para uma vida com menos dor e mais qualidade é pavimentado com a união do saber farmacológico e a sabedoria do autocuidado e da atividade física. O futuro do tratamento da dor musculoesquelética está justamente na capacidade de enxergar além dos remédios, valorizando a essência do movimento e a resiliência do corpo humano.

Espero que este mergulho profundo nas evidências científicas e na experiência clínica fomente uma nova visão sobre o tratamento da dor musculoesquelética do ponto de vista dos fármacos disponíveis no mercado. Que a compreensão dos limites e dos potenciais dos medicamentos se una à força transformadora do movimento, para que cada paciente possa trilhar uma jornada rumo a uma vida mais plena, com menos dor e mais qualidade. A verdadeira sabedoria está em reconhecer que, para cada dor, há um caminho múltiplo de cura – e que o conhecimento, aliado à ação, é a chave para resgatar a liberdade de movimento e a esperança no amanhã.

CAPÍTULO 9

OS TRATAMENTOS NÃO FARMACOLÓGICOS PARA AS DESORDENS MUSCULOESQUELÉTICAS MAIS PREVALENTES

Você está prestes a entrar em uma das partes mais práticas e libertadoras deste livro. Até aqui, falamos sobre o que é dor, seus significados, seus enganos e seus caminhos de ressignificação. Agora, chegou a hora de abordar o que pode ser feito – com segurança, ciência e autonomia.

Neste capítulo, você encontrará um guia confiável sobre o tratamento não farmacológico das principais dores do sistema musculoesquelético, com ou sem lesão presente – aquelas que afetam o joelho, o ombro, a coluna, o quadril, o calcanhar, os músculos. Dores que, mesmo sendo comuns, ainda são mal compreendidas e, infelizmente, mal conduzidas em boa parte dos consultórios.

Todas elas, porém, seguem o raciocínio moderno de que sempre há um corpo fragilizado que precisa dar suporte à lesão, se ela existir; esse mesmo corpo, quando treinado, reforça bons pensamentos e diminui medos pela exposição ao movimento e pela estrutura aprimorada. Esse é o verdadeiro tratamento biopsicossocial!

Aqui, você encontrará um resumo fiel do que a ciência mais atual afirma ser eficaz, com base em revisões sistemáticas e diretrizes clínicas publicadas nas últimas décadas e reforçadas por pesquisadores respeitados e isentos de modismos. Como o espaço do livro não me permite detalhar cada técnica, exercício ou sequência de progressão, pois isso o tornaria extenso e cansativo, estruturei este capítulo com as premissas fundamentais de cada tratamento: aquilo que você, como leitor, precisa saber para entender o que está (ou deveria estar) sendo feito com o seu corpo.

Essas premissas funcionam como um mapa e, com ele em mãos, você poderá seguir explorando o território: buscar vídeos explicativos, conversar com profissionais de sua confiança ou acompanhar perfis sérios de divulgação científica nas redes sociais – como meu próprio perfil e os de colegas da área que se dedicam a democratizar o conhecimento de qualidade sobre dor e movimento.

Por exemplo: se você lesionou o músculo posterior da coxa e lê aqui que o exercício *Nordic hamstring* é uma das ferramentas mais importantes para sua recuperação, pode buscar esse nome no YouTube ou em perfis confiáveis do Instagram, entender a técnica, as repetições, o tempo de descanso e como aplicá-lo com segurança. Você já saberá o que procurar, porque aqui terá aprendido o essencial.

Este é o objetivo deste capítulo: dar não uma receita fechada, mas sim as ferramentas para que você cozinhe o prato certo – com os ingredientes mais seguros que a ciência já testou até os dias atuais. Por isso, inclusive, há mais páginas; considero de suma importância abordar os diferentes quadros gerais de dor, para poder lhe fornecer um panorama mais específico.

Você tem agora em mãos a bússola para trilhar o caminho rumo a uma vida sem dor. E ele começa pela clareza. Boa leitura – e boa ação.

A. DOR LOMBAR SEM LESÃO DETECTÁVEL: COMUM, TRATÁVEL E MENOS GRAVE DO QUE PARECE

A dor lombar é uma das queixas mais frequentes nos consultórios, mas em 90% dos casos não há uma lesão estrutural clara nos exames. Chamamos isso de dor lombar inespecífica, e, apesar de incômoda, ela não representa risco sério nem exige repouso prolongado.

Na maioria das vezes, a dor está associada a um descondicionamento físico, posturas mantidas por tempo excessivo, estresse emocional ou padrões alterados de movimento. E a boa notícia é: o corpo se recupera melhor com movimento do que com repouso.

PREMISSAS CIENTÍFICAS PARA O TRATAMENTO DA DOR LOMBAR SEM LESÃO DETECTÁVEL

1. **A maioria dos episódios se resolve naturalmente em semanas.**
   Estudos mostram que 70% a 90% das pessoas com dor lombar melhoram em até seis semanas, mesmo sem exames ou tratamentos sofisticados. Evitar o pânico e manter-se ativo é parte da cura.[1]
2. **O repouso absoluto prolongado piora a dor e atrasa a recuperação.**
   A recomendação atual é clara: movimente-se dentro da tolerância da dor. A imobilidade favorece a perda muscular e piora a percepção da dor.[2]
3. **O exercício físico é a base do tratamento, independentemente da modalidade.**
   Caminhada, pilates, fortalecimento do core, treino funcional ou aeróbico – todas as modalidades têm eficácia semelhante, desde que adaptadas ao paciente e realizadas com regularidade.[3]
4. **Dor não significa dano.**
   A dor é real, mas não necessariamente sinaliza uma lesão. O sistema nervoso pode estar amplificando sinais por fatores como estresse, insônia, ansiedade ou crenças negativas sobre o corpo.[4]
5. **O exame de imagem raramente muda a conduta no início do tratamento.**
   A presença de protrusões discais, abaulamentos ou artrose em exames é comum em pessoas sem dor. Exames só devem ser solicitados em casos específicos (trauma, sinais neurológicos, febre etc.).[5]
6. **Educação em dor e autogestão são partes do tratamento.**
   Entender o que é dor lombar, como ela surge e o que esperar do corpo melhora a adesão ao tratamento, reduz o medo e empodera o paciente a voltar a se mover com segurança.[6]

B. DOR LOMBAR COM COMPONENTE NEUROPÁTICO: QUANDO O NERVO ENTRA EM CENA

A dor lombar pode mudar de natureza quando um nervo é irritado ou comprimido. Nesse caso, ela costuma deixar de ser apenas localizada para irradiar – muitas vezes descendo pela perna, com formigamento, dormência ou sensação de choque. Chamamos isso de dor lombar com componente neuropático ou dor ciática.

Esse tipo de dor pode assustar, mas aqui vai uma das informações mais tranquilizadoras que a ciência já nos deu: mesmo quando há hérnia de disco, a grande maioria dos casos se resolve com tempo e tratamento conservador – sem necessidade de cirurgia.

PREMISSAS CIENTÍFICAS PARA O TRATAMENTO DA DOR LOMBAR COM IRRADIAÇÃO NEUROPÁTICA

1. **A dor ciática tem bom prognóstico, mesmo quando causada por hérnia.**
   Estudos mostram que 85% a 90% das pessoas com ciática melhoram em até doze semanas, especialmente quando mantêm-se ativas e são bem orientadas. Mesmo em casos com hérnia visível na ressonância, o corpo é capaz de reabsorver parte do material discal com o tempo.[7]
2. **O repouso é contraindicado – o movimento gradual é parte do tratamento.**
   Permanecer em repouso absoluto ou evitar o movimento por medo pode aumentar a sensibilização nervosa. O ideal é retomar as atividades aos poucos, dentro da tolerância, com orientação.[8]
3. **Exercícios direcionados ajudam a reduzir a irritação do nervo.**
   Exercícios direcionados não têm a ver só com força; têm a ver com inteligência corporal. O core – grupo de músculos que dá sustentação ao tronco, incluindo o abdômen profundo, os paravertebrais, o diafragma e os glúteos – costuma ser visto como algo a ser fortalecido na dor lombar. Mas a ciência atual mostra que, muitas vezes, o problema não está na fraqueza, e sim na tensão excessiva.

   Pacientes com dor lombar crônica, especialmente com irradiação para as pernas, frequentemente apresentam hiperativação dos músculos estabilizadores do tronco. Eles estão em estado de vigilância constante, como se estivessem "apertando o freio" o tempo todo, dificultando o movimento livre e criando rigidez.

   Ao mesmo tempo, o glúteo – que faz parte do core – costuma estar inibido, pouco ativo. Ou seja, temos um centro rígido e colapsado por dentro e fraco na periferia. Antes de pedir força, é preciso ensinar o sistema a soltar. Antes de pensar em fortalecer, precisamos ensinar esse cinturão a relaxar.

   Técnicas como os movimentos suaves do método McKenzie e o mobilizador neural (como *flossing* para o nervo ciático) ou qualquer

ENTENDER O QUE É DOR LOMBAR, COMO ELA SURGE E O QUE ESPERAR DO CORPO MELHORA A ADESÃO AO TRATAMENTO, REDUZ O MEDO E EMPODERA O PACIENTE A VOLTAR A SE MOVER COM SEGURANÇA.

exercício focado no deslizamento do nervo ciático ajudam a liberar a tensão excessiva. Só depois, com esse sistema mais solto, faz sentido fortalecer - incluindo os músculos do core e especialmente os glúteos, antes hipoativos. Essa ordem - relaxar antes de fortalecer - é a mais alinhada com o que os estudos modernos apontam.[9]

4. A cirurgia deve ser exceção, não regra.

A cirurgia pode ser indicada apenas quando há déficit motor progressivo importante (por exemplo, perda de força) ou sintomas incapacitantes persistentes por mais de doze semanas, sem resposta a um programa bem-conduzido de reabilitação.[10]

5. O diagnóstico deve ser clínico, não baseado apenas em imagem.

Uma hérnia na ressonância não significa dor. A confirmação de ciática deve vir de sinais clínicos, como dor irradiada, alteração sensorial, reflexos diminuídos e testes neurodinâmicos positivos.[11]

6. Fatores emocionais e medo do movimento intensificam a dor irradiada.

A ciática é amplificada quando há medo, ansiedade e crença de que "algo está pinçando o nervo e vai piorar se eu me mexer". A educação sobre a dor e o encorajamento gradual ao movimento são partes ativas do tratamento.[12]

C. DOR CERVICAL SEM LESÃO DETECTÁVEL: TENSÃO QUE SE SENTE, MAS NEM SEMPRE SE VÊ

A dor no pescoço é quase universal: sete em cada dez pessoas a sentirão em algum momento da vida. Mas, na maioria dos casos, não há lesão estrutural visível. São quadros de dor cervical inespecífica, geralmente relacionados ao estilo de vida – como longos períodos em frente a telas, má qualidade do sono, estresse e falta de movimento.

Embora a dor possa gerar bastante incômodo, não significa que algo "quebrou" no pescoço. Pelo contrário: na maioria das vezes, o que está em sofrimento é a função, e não a estrutura.

PREMISSAS CIENTÍFICAS PARA O TRATAMENTO DA DOR CERVICAL INESPECÍFICA

1. **A dor cervical tem ótimo prognóstico com abordagem ativa.**
   A maioria dos episódios melhora dentro de duas a seis semanas, com reabilitação adequada e movimento precoce. O repouso excessivo ou o uso prolongado de colar cervical pode atrasar a recuperação.[13]
2. **O exercício terapêutico é a base do tratamento.**
   Exercícios que fortalecem a musculatura profunda do pescoço, a escápula e a coluna torácica melhoram dor, amplitude de movimento e função. A modalidade ideal é aquela que o paciente consegue fazer com consistência.[14]
3. **A terapia manual pode ser útil como complemento ao exercício.**
   Mobilizações cervicais e torácicas, combinadas com movimento ativo, mostraram melhores resultados do que cada abordagem isolada. O foco deve ser a redução de rigidez e a facilitação do movimento.[15]
4. **O exame de imagem raramente é necessário.**
   A maioria dos achados em exames de imagem (como retificação cervical, osteófitos ou protrusões discais) é comum mesmo em pessoas sem dor e não se correlaciona com a intensidade do quadro clínico.[16]
5. **O medo do movimento agrava a dor cervical.**
   Crenças como "vou piorar se me mexer" ou "tenho que proteger meu pescoço" aumentam a rigidez e perpetuam a dor. A educação em dor e a reintrodução gradual do movimento ajudam a quebrar esse ciclo.[17]

D. DOR CERVICAL COM COMPONENTE NEUROPÁTICO: QUANDO O NERVO DO PESCOÇO GRITA

Quando a dor cervical não fica apenas no pescoço e começa a irradiar para o braço, com formigamento, dormência ou sensação de fraqueza, estamos diante de um componente neuropático – geralmente causado por compressão ou irritação de uma raiz nervosa cervical, também conhecida como radiculopatia cervical.

Mesmo com sintomas intensos, a maioria dos casos melhora sem cirurgia. O foco deve ser a educação, o movimento progressivo e estratégias que desinflamem a raiz nervosa e reorganizem o sistema de proteção.

PREMISSAS CIENTÍFICAS PARA O TRATAMENTO DA RADICULOPATIA CERVICAL

1. **O prognóstico é favorável: a maioria melhora em semanas ou poucos meses.**
   Estudos mostram que cerca de 75% das pessoas com radiculopatia cervical melhoram significativamente em até três meses com tratamento conservador. Casos que requerem cirurgia são minoria.[18]
2. **O movimento precoce e o exercício são fundamentais.**
   Exercícios de deslizamento dos tendões, fortalecimento dos flexores profundos cervicais e mobilizações torácicas estão entre os recursos mais indicados. Eles reduzem a pressão nos nervos e restauram o controle motor.[19]
3. **Colares cervicais devem ser evitados ou usados apenas por curto período.**
   O uso prolongado de colar cervical reduz a força muscular, aumenta a rigidez e atrasa a recuperação. Se for necessário, deve ser por poucos dias e sempre combinado com reabilitação ativa.[20]
4. **A cirurgia é indicada apenas em casos bem definidos.**
   Quando há déficit motor progressivo, dor incapacitante sem resposta ao tratamento por oito a doze semanas ou compressão medular evidente, a cirurgia pode ser considerada. Fora isso, o conservadorismo continua sendo a escolha segura.[21]
5. **Assim como nos demais casos, a imagem não define o tratamento – os sintomas, sim.**
   Hérnias cervicais, protrusões discais ou osteófitos são comuns em pessoas assintomáticas. O foco deve estar nos sinais clínicos (radiação, teste de Spurling, perda de força, reflexo alterado), não apenas no laudo da ressonância.[22]
6. **A dor neuropática melhora com intervenção física e suporte emocional.**
   Quando o paciente entende que o nervo pode se regenerar e que o movimento ajuda no processo, o medo diminui e a reabilitação avança com mais adesão e menos sofrimento.[23]

E. ARTROSE DE JOELHO: MOVIMENTO COMO ANTÍDOTO CONTRA A RIGIDEZ

Receber o diagnóstico de artrose de joelho pode gerar medo. Muitos pacientes acreditam que "o joelho está se desgastando" e que o melhor a fazer é evitar o movimento. A ciência mostra o contrário: a chave para controlar os sintomas da artrose está em se mover – porém, claro, de maneira estratégica, constante e segura.

Mesmo em estágios moderados da doença, o exercício físico, especialmente o de fortalecimento e impacto controlado, melhora a dor, a função e a confiança no corpo.

PREMISSAS CIENTÍFICAS PARA O TRATAMENTO NÃO FARMACOLÓGICO DA ARTROSE DE JOELHO

1. A artrose tem evolução lenta e pode ser modificada com movimento.
   Estudos mostram que, mesmo com alterações estruturais nos exames, a dor e a limitação melhoram significativamente com exercício regular. A progressão da artrose é mais influenciada por inatividade e obesidade do que pela própria degeneração articular.[24]
2. O fortalecimento do quadríceps é central no controle da dor e da função.
   O quadríceps – especialmente o vasto medial – estabiliza a articulação, melhora o controle postural e reduz a carga sobre a cartilagem. Programas de fortalecimento progressivo do joelho, com ou sem equipamento, são eficazes para todas as faixas etárias.[25]
3. O impacto leve e progressivo pode ser benéfico – e não deve ser evitado a todo custo.
   Caminhada, subida de escadas, agachamentos e até corridas leves em casos selecionados melhoram a função articular e favorecem a saúde óssea e muscular. O medo de "gastar mais" o joelho é infundado – o que gasta é o sedentarismo.[26]
4. Palmilhas, bengalas e joelheiras podem aliviar – mas não substituem o exercício.
   Joelheiras e bengalas são recursos úteis na fase aguda ou para aumentar a segurança, mas devem ser temporários. A prioridade deve ser sempre

fortalecer o corpo, não depender de aparelhos. Palmilhas para corrigir dismetrias (diferença de tamanho de pernas) devido ao desgaste ósseo podem ser úteis para pacientes selecionados.[27]

5. **A cirurgia é a última alternativa e não deve ser antecipada.**

   A prótese de joelho tem bons resultados, mas é uma intervenção invasiva. Deve ser indicada apenas quando a dor for intensa, constante e o paciente já tiver passado por um programa completo de reabilitação sem sucesso.[28]

6. **A reabilitação precisa envolver o paciente com autonomia e constância.**

   A chave do sucesso está em construir hábitos sustentáveis de movimento, ajustados à realidade da dor, com metas possíveis e regulares. O joelho com artrose responde melhor a trinta minutos diários de movimento do que a qualquer medicamento.[29]

F. ARTROSE DE QUADRIL: QUANDO FORTALECER É MAIS EFICAZ QUE POUPAR

A artrose de quadril é um diagnóstico que pode assustar. Muitos imaginam que o quadril "está se desgastando" e que o único destino é a prótese. Mas a ciência mostra que, em grande parte dos casos, o prognóstico é bem mais otimista - desde que o tratamento correto seja iniciado no tempo adequado e com a dose certa de movimento.

Com foco em fortalecimento, educação e estratégias individualizadas de carga, é possível recuperar mobilidade, reduzir a dor e adiar - ou até evitar - cirurgias.

PREMISSAS CIENTÍFICAS PARA O TRATAMENTO NÃO FARMACOLÓGICO DA ARTROSE DE QUADRIL

1. **A artrose de quadril não evolui da mesma forma em todos.**

   Mesmo com alterações visíveis em exames, muitos pacientes mantêm boa função e controle da dor por anos com reabilitação bem-orientada.[30]

2. **Fortalecer glúteos, rotadores e quadríceps melhora a marcha e reduz dor.**

   O glúteo médio e os rotadores laterais do quadril estabilizam a pelve durante a marcha, e seu fortalecimento é essencial. Mas o quadríceps

– especialmente o vasto medial – também tem papel importante na absorção de impacto, na transição do sentar–levantar e no controle funcional da perna ao apoiar-se em um pé só. Programas combinados de fortalecimento do quadril e do joelho têm melhor resultado clínico em dor, função e qualidade de vida.[31]

3. **Modalidades com baixo impacto articular são seguras e eficazes.**
   Hidroterapia, caminhada, bicicleta ergométrica e pilates são opções bem-toleradas quando adaptadas à dor e associadas à progressão de carga.[32]
4. **A prótese total de quadril é eficaz – mas deve ser o último recurso.**
   A prótese total é recomendada apenas em casos refratários, com dor incapacitante e falha documentada do tratamento conservador por pelo menos seis meses.[33]
5. **A educação do paciente é decisiva no sucesso do tratamento.**
   Quando o paciente entende que artrose não é sinônimo de destruição, o engajamento nas estratégias de autocuidado aumenta – e os resultados também.[34]
6. **Carga progressiva e impacto leve têm papel benéfico na reabilitação.**
   Cargas axiais controladas, como subir escadas ou caminhar, quando bem-dosadas, favorecem a homeostase articular. O impacto leve e adaptado pode ser introduzido com segurança em fases não graves.[35]

G. SÍNDROME DO IMPACTO NO OMBRO: A DOR QUE COBRA PELOS MOVIMENTOS MALDISTRIBUÍDOS

Levantar o braço, vestir uma camisa, pegar algo em um armário alto – tarefas simples podem se tornar extremamente dolorosas na síndrome do impacto no ombro. Também chamada de dor subacromial, essa condição ocorre quando estruturas como o tendão do supraespinhoso ou a bursa subacromial são sensibilizadas pelo uso repetitivo e desequilibrado da articulação do ombro.

O mais importante é entender que o impacto não significa destruição, mas sim uma falha no controle motor, que pode ser reabilitada com estratégias não farmacológicas bem-direcionadas.

PREMISSAS CIENTÍFICAS PARA O TRATAMENTO NÃO FARMACOLÓGICO DA SÍNDROME DO IMPACTO NO OMBRO

1. **O fortalecimento dos músculos do manguito rotador é o pilar do tratamento.**
   Exercícios específicos para supraespinhoso, infraespinhoso, subescapular e redondo menor, aliados ao trabalho de controle escapular, são comprovadamente eficazes na redução da dor e na melhora da função.[36]
2. **Treinar o controle da escápula e do tronco potencializa os resultados.**
   O ombro não trabalha sozinho. Fortalecer os estabilizadores da escápula e o core reduz a sobrecarga sobre o espaço subacromial e melhora a eficiência do movimento.[37]
3. **O repouso absoluto e o uso prolongado de tipoia são contraindicados.**
   A imobilidade reduz a força muscular e favorece a cronificação da dor. O movimento adaptado é mais eficaz que o repouso. A exposição gradual à elevação ativa do braço é parte essencial da recuperação.[38]
4. **Técnicas passivas isoladas têm baixa eficácia isoladamente.**
   A literatura é clara: recursos como eletroterapia, estimulação elétrica nervosa transcutânea (TENS), massagem e manipulações podem aliviar sintomas temporariamente, mas não substituem o exercício ativo.[39]
5. **A cirurgia de descompressão subacromial tem eficácia semelhante à do tratamento conservador.**
   Estudos comparando cirurgia *versus* fisioterapia mostram resultados equivalentes em dor e função no médio e longo prazo. Por isso, a reabilitação ativa deve ser sempre a primeira escolha.[40]
6. **A progressão deve respeitar a tolerância, mas não evitar o esforço.**
   Movimentos desafiadores, mas não dolorosos de modo intenso, devem ser gradualmente incluídos no plano terapêutico. Isso promove resgate da confiança no ombro e melhora funcional sustentável.[41]

H. OMBRO CONGELADO (CAPSULITE ADESIVA): A DOR QUE LIMITA E O TEMPO QUE LIBERTA

O ombro congelado – ou capsulite adesiva – é uma condição que trava o ombro por dentro e por fora. Por dentro, há inflamação e espessamento da cápsula articular. Por fora, há medo, limitação e dor ao menor movimento.

Mas é importante entender: apesar de dramática, a capsulite tem cura; o tempo e o movimento certo são os maiores aliados. Ela progride por fases, e saber respeitá-las faz toda a diferença.

PREMISSAS CIENTÍFICAS PARA O TRATAMENTO NÃO FARMACOLÓGICO DA CAPSULITE ADESIVA

1. **A capsulite adesiva é autolimitada e melhora, na maioria dos casos, em até dois anos.**
   Estudos mostram que a capsulite segue uma progressão natural em três fases: inflamatória dolorosa, congelamento (rigidez) e descongelamento (recuperação). Mesmo sem intervenção, a maioria das pessoas retorna à função quase total com o tempo.[42]
2. **O exercício terapêutico deve respeitar a fase da doença.**
   Durante a fase dolorosa, o foco é analgesia e mobilidade leve. Já na fase de rigidez, tanto o movimento ativo assistido, ou seja, com ajuda, quanto o movimento individual ganham espaço. Na fase final, é hora de fortalecer e recuperar a amplitude de movimento completa.[43]
3. **A progressão precoce e forçada piora os sintomas e atrasa a melhora.**
   Forçar amplitude em uma cápsula inflamada pode amplificar a dor e induzir rigidez protetora. A literatura científica recomenda progressão gradual, respeitando o limiar de dor.[44]
4. **Calor, terapia manual e eletroterapia têm papel complementar.**
   Recursos passivos, como calor superficial, laser ou estimulação elétrica nervosa transcutânea (TENS) podem ser usados para modular dor temporariamente, mas sempre como coadjuvantes. O centro do tratamento continua sendo o movimento.[45]
5. **A capsulite tem forte associação com distúrbios metabólicos e emocionais.**
   Diabetes tipo 2, hipotireoidismo, depressão e ansiedade são mais prevalentes em quem desenvolve a capsulite. Por isso, o olhar deve ser global, e não só mecânico.[46]
6. **A cirurgia e a manipulação sob anestesia são exceções, não regra.**
   Indicadas apenas em casos que não evoluem após doze meses de tratamento bem-conduzido, essas intervenções têm mais riscos e resultados semelhantes aos do tratamento conservador.[47]

I. SÍNDROME DO IMPACTO NO QUADRIL: DOR PROFUNDA QUE RESPONDE AO AJUSTE DO MOVIMENTO

A síndrome do impacto femoroacetabular (*femoroacetabular impingement* - FAI), ou impacto no quadril, acontece quando há um conflito mecânico entre o fêmur e o acetábulo, especialmente durante movimentos de flexão, adução e rotação interna. Isso gera microtraumas repetitivos, dor profunda na virilha e limitação funcional, especialmente em atletas ou pessoas ativas.

Mas o diagnóstico de FAI não é sinônimo de cirurgia. Cada vez mais estudos mostram que, com um plano bem-estruturado de fisioterapia, é possível restaurar função, reduzir dor e evitar a progressão para artrose precoce.

PREMISSAS CIENTÍFICAS PARA O TRATAMENTO NÃO FARMACOLÓGICO DA SÍNDROME DO IMPACTO FEMOROACETABULAR

1. **O diagnóstico de FAI deve ser clínico e funcional, não apenas baseado em imagem.**
   Alterações dos tipo CAM e Pincer são frequentemente vistas em pessoas sem dor e só justificam intervenção quando associadas a sintomas claros e persistentes durante movimento funcional.[48]
2. **O tratamento conservador é eficaz em muitos casos e deve ser sempre a primeira escolha.**
   Programas de reabilitação com foco em fortalecimento de core, glúteo médio, rotadores externos e controle neuromuscular do quadril têm mostrado redução significativa da dor e melhora funcional, inclusive em atletas.[49]
3. **Evitar gestos que agravam a compressão femoroacetabular é parte do manejo inicial.**
   Atividades como ficar sentado por longos períodos, agachar profundamente ou rotacionar intensamente o quadril devem ser adaptadas até que haja melhora dos padrões de movimento. Ou seja, devem ser evitadas *inicialmente*, e não para a vida toda. É temporário![50]

4. **A progressão para cirurgia deve ser considerada somente após falha documentada do tratamento conservador por pelo menos três meses.**
   A cirurgia pode melhorar sintomas, mas tem efeito semelhante ao da fisioterapia estruturada em diversos estudos, especialmente em adultos jovens com dor funcional leve a moderada.[51]
5. **A educação do paciente e o autocuidado são essenciais para controle da dor e prevenção da recorrência.**
   Entender quais movimentos sobrecarregam a articulação e como construir padrões mais eficientes dá autonomia e melhora os resultados no longo prazo. Sem medo! É tudo para que haja tempo de montar um novo arcabouço estrutural no entorno que possa facilitar o dissipar das cargas do uso daquela região.[52]

J. TENDINOPATIAS DE MEMBROS SUPERIORES: QUANDO O ESFORÇO PESA MAIS DO QUE DEVERIA

Você já deve ter ouvido falar em tendinite, especialmente no ombro, no cotovelo ou no punho. Mas o termo mais preciso e atual é "tendinopatia" - que representa alterações degenerativas ou inflamatórias nos tendões, estruturas que conectam os músculos aos ossos. Ele merece um destaque à parte, pois abrange um conjunto de dores que são comuns e podem ter um trato similar.

As tendinopatias de membros superiores - incluindo o supraespinhoso, o bíceps braquial, a epicondilite lateral (cotovelo de tenista), a epicondilite medial (cotovelo de golfista) e as tendinopatias mais comuns da mão, como a tenossinovite de De Quervain - são queixas frequentes em pessoas ativas, profissionais que usam repetidamente os braços ou pacientes submetidos a sobrecarga mecânica maldistribuída.

Apesar dos nomes difíceis, as soluções são, muitas vezes, simples - e começam por você. A boa notícia é que o caminho do movimento bem-orientado é, hoje, o mais promissor segundo as melhores evidências científicas. Você não precisa de infiltrações, repouso absoluto ou cirurgias como primeira opção. Precisa, sim, de conhecimento e orientação para aplicar o tratamento mais efetivo: o exercício com carga progressiva, bem-distribuída e adaptada ao seu estágio clínico.

Se não conseguir evoluir sozinho, não há problema. Mas saiba: a autogestão é um caminho legítimo e altamente eficaz, respaldado pela ciência.

PREMISSAS CIENTÍFICAS PARA O TRATAMENTO NÃO FARMACOLÓGICO DAS TENDINOPATIAS DE MEMBROS SUPERIORES

1. **Exercício e manejo de carga são as melhores intervenções.**
   O fortalecimento muscular progressivo, adaptado à tolerância do tendão, é o que mais gera melhora funcional.[53]
2. **É preciso evitar estresse compressivo nas fases iniciais.**
   Alongamentos e gestos que comprimem o tendão – como flexões forçadas ou torções – devem ser evitados no início do tratamento.[54]
3. **Exercícios sem carga e sem progressão estão no mesmo nível do placebo.**
   É o estímulo progressivo de carga, não o repouso, que gera adaptação. Doze semanas de progressão costumam gerar bons resultados, pois é esse o tempo médio observado nas melhores revisões para retorno funcional.[55]
4. **Sessões espaçadas e com descanso são mais eficazes do que o treino diário.**
   Estudos mostram que estimulação alternada, como três a quatro vezes na semana, tem melhores efeitos do que treinar todos os dias. [56]
5. **A carga não precisa ser alta como nas tendinopatias dos membros inferiores.**
   O foco é resistência, com alto número de repetições.[57]
6. **O fortalecimento da cadeia cinética (escápula, tronco, punho) é crucial.**
   Especialmente em atletas e em quem realiza movimentos repetitivos, é muito importante fortalecer as áreas da escápula, do tronco e do punho.[58]
7. **Fatores psicossociais, neuromusculares e estruturais devem ser incluídos no manejo.**
   Medo de movimento e estresse ocupacional aumentam o risco de que a dor se torne crônica.[59]
8. **Evite repouso absoluto e imobilização prolongada.**
   O movimento controlado é preferível à inatividade.[60]
9. **A terapia manual pode complementar, mas não substitui o exercício.**
   O efeito das terapias manuais é secundário, ainda que importante. O efeito principal virá dos exercícios.[61]

10. **Recursos passivos isolados (TENS, ultrassom, bandagens) não trazem benefício clínico sustentado.**

    O uso de TENS, ultrassons e bandagens, como nos casos anteriores, deve ser restrito e estar sempre dentro de um plano ativo.[62]

K. TENDINOPATIAS DE MEMBROS INFERIORES: FORÇA, TEMPO E CIÊNCIA A FAVOR DA RECUPERAÇÃO

Dores persistentes na parte da frente do joelho, na lateral da coxa, no glúteo ou no calcanhar não são raras. As mais comuns, inclusive, incluem a tendinopatia do reto femoral, do glúteo médio, do Aquiles, do bíceps femoral, quadricipital e patelar (joelho do saltador).

Para muitos, sentir essas dores significa o início do fim de atividades prazerosas, como correr, jogar futebol, treinar na academia ou até caminhar com conforto. Mas a ciência tem mostrado um caminho claro: tratar essas tendinopatias com exercícios estruturados, em vez de repouso prolongado ou intervenções passivas.

PREMISSAS CIENTÍFICAS PARA O TRATAMENTO NÃO FARMACOLÓGICO DAS TENDINOPATIAS DE MEMBROS INFERIORES

1. **Exercícios com resistência lenta e pesada são altamente eficazes.**

   Estudos mostram que exercícios do tipo HSR (*Heavy Slow Resistance*) melhoram a estrutura do tendão, reduzem dor e restauram a função. Protocolos com três a quatro séries de seis a quinze repetições, três vezes por semana, são comuns e efetivos.[63]

2. **Exercícios excêntricos ainda são um pilar de tratamento, especialmente para Aquiles e patelar.**

   Programas excêntricos (como o de Alfredson para Aquiles e *decline squat* para patelar) mostraram resultados consistentes e são eficazes especialmente nos estágios iniciais.[64]

3. **O alongamento isolado não é a base do tratamento.**

   Apesar de comum na prática, o alongamento estático isolado não apresenta evidências fortes para regeneração do tendão. Em alguns casos (como glúteo médio e bíceps femoral), alongamento excessivo pode ser prejudicial, aumentando o estresse compressivo.[65]

4. **A carga progressiva é essencial – mas respeitando o tempo de recuperação.**
   Tendões precisam de estímulo e descanso para se adaptarem. Exercícios em dias alternados, com progressão gradual, favorecem a melhora. Repetições com carga moderada, respeitando a dor tolerável, têm melhor adesão.[66]
5. **A reabilitação deve incluir a cadeia cinética (quadril, tronco, tornozelo).**
   Para tendinopatias como da banda iliotibial ou patelar, trabalhar glúteo médio, core e tornozelo ajuda a distribuir a carga e aliviar o tendão afetado. Ignorar essa cadeia pode fazer com que a dor reapareça.[67]
6. **Fatores psicossociais influenciam o sucesso da reabilitação.**
   Assim como nos demais casos, catastrofização, medo do movimento e crença de fragilidade aumentam a dor e reduzem a adesão ao exercício. Contudo, explicar que o tendão dói, mas pode e deve ser usado com cuidado ajuda o paciente a evoluir com confiança.[68]

L. DOR EM MOVIMENTO: NEM TUDO É O QUE PARECE

Nem toda dor no joelho é artrose. Nem toda dor na virilha é hérnia. E nem toda dor lateral na coxa é lesão. Muitas dessas dores surgem do movimento – ou da falta dele – e têm tratamento seguro, conservador e baseado na ciência mais atual.

As três desordens a seguir costumam assustar quem recebe o diagnóstico. Mas entender como elas funcionam e como se resolvem é o primeiro passo para vencê-las.

- Síndrome patelofemural (também chamada de condromalácia ou dor anterior do joelho).
- Síndrome do trato iliotibial (síndrome do corredor, dor lateral na coxa).
- Pubalgia (dor na região da virilha ou inserções dos adutores).

PREMISSAS CIENTÍFICAS PARA O TRATAMENTO NÃO FARMACOLÓGICO DAS DORES EM MOVIMENTO

1. **O fortalecimento da cadeia cinética é mais importante que tratar "o local da dor".**
   Se você sente dor na frente do joelho, não se limite a fortalecer o quadríceps. Estudos mostram que trabalhar glúteo médio, core e mobilidade do tornozelo é mais eficaz do que focar apenas o joelho.[69]

Além disso, um ensaio clínico randomizado, com minha participação como coautor do estudo, avaliou a eficácia de três tipos de exercícios em mulheres com dor patelofemoral: fortalecimento de quadríceps, fortalecimento de quadril e alongamentos.[70] Os resultados mostraram que todos os grupos de intervenção apresentaram melhorias significativas na dor e na função, sem diferenças estatísticas entre eles. No entanto, apenas os grupos de fortalecimento de quadríceps e quadril demonstraram melhorias na força muscular e na redução do ângulo de valgo dinâmico durante atividades de subida e descida de degraus. Isso sugere que, embora diferentes abordagens possam ser eficazes para o alívio da dor, o fortalecimento muscular específico é crucial para melhorias biomecânicas.

2. **Exercícios funcionais, progressivos e com boa tolerância à dor são altamente eficazes.**

   Agachamentos, *step-ups*, ponte pélvica e exercícios unilaterais, quando adaptados à dor e progredidos corretamente, têm evidência de alto nível para reduzir dor e melhorar função, tanto na dor patelofemoral quanto na síndrome do trato iliotibial.[71]

3. **O alongamento passivo tem valor limitado, mas a mobilidade ativa guiada pode ser útil.**

   Em casos como a síndrome do trato iliotibial, alongamentos passivos do quadril ou da faixa lateral têm eficácia discutível. Mas exercícios ativos de mobilidade para quadril e coluna torácica ajudam a melhorar o padrão de movimento.[72]

4. **A pubalgia tem forte associação com desequilíbrios musculares e perda de controle lombo-pélvico.**

   A dor na região do púbis em atletas muitas vezes decorre de tensão desequilibrada entre adutores e músculos do abdômen profundo. A reabilitação deve incluir treino de estabilidade lombo-pélvica, integração entre cadeia anterior e posterior, além de controle respiratório e de pressão intra-abdominal.[73]

5. **A progressão gradual de carga é a chave para retorno ao esporte sem que a dor volte.**

   Em todos os três casos, protocolos de retorno gradual à corrida, salto ou treino devem ser individualizados. Tentar retornar antes da hora aumenta a chance de recaída.[74]

6. O contexto psicológico e o medo de lesão são barreiras reais à melhora.
   Pessoas que acreditam que têm condromalácia ou uma lesão incurável têm mais dor, evitam mais o movimento e se recuperam mais lentamente. A reabilitação deve incluir explicações simples, verdadeiras e esperançosas.[75]

M. LESÕES MUSCULARES: DO REPOUSO À REABILITAÇÃO INTELIGENTE

Estiramentos e rupturas musculares não são exclusividade de atletas de elite. Um movimento brusco, um treino malpreparado ou até um simples "pique" podem provocar dor aguda e incapacitante em grupos musculares como a coxa posterior, a parte interna da coxa ou a panturrilha.

O problema não é apenas a dor – é o medo de reincidência. Felizmente, a ciência tem mostrado que o retorno seguro e duradouro depende de uma reabilitação ativa, progressiva e individualizada, e não apenas de gelo e repouso.

As lesões musculares mais comuns abordadas aqui incluem:

- Bíceps femoral (isquiotibiais ou isquiossurais).
- Adutores da coxa.
- Gastrocnêmio e sóleo (panturrilha).

PREMISSAS CIENTÍFICAS PARA O TRATAMENTO NÃO FARMACOLÓGICO DE LESÕES MUSCULARES

1. O retorno precoce à mobilidade e à carga controlada favorece a regeneração.
   Evitar o repouso absoluto e introduzir mobilidade ativa, dentro do limite da dor, nas primeiras 48 a 72 horas acelera o processo de cicatrização e previne atrofia e aderências.[76]
2. O exercício excêntrico é essencial na prevenção e na reabilitação, especialmente dos isquiotibiais.
   Programas como o *Nordic hamstring* reduzem o risco de nova lesão e restauram a força excêntrica – um dos principais fatores de proteção para bíceps femoral.[77]
3. O fortalecimento deve incluir exercícios em posições alongadas.
   Exercícios que promovem a contração do músculo lesionado próximo ao seu comprimento máximo, como *deadlift* romeno, ponte nórdica e avanço

excêntrico, têm melhor efeito na reorganização das fibras musculares e redução de recidivas.[78]

4. **Para lesões em adutores e panturrilha, fortalecer sinergistas é tão importante quanto o músculo lesionado.**

   Adutores da coxa dependem da estabilização do core, enquanto o tríceps sural depende do controle de joelho e quadril para minimizar sobrecarga. Ignorar os músculos adjacentes favorece a reincidência de dor.[79]

5. **O retorno ao esporte deve seguir critérios funcionais claros.**

   Critérios como não sentir dor em contração isométrica, simetria de força acima de 90%, *sprint* e desaceleração sem alteração da marcha são mais seguros do que apenas "esperar o tempo passar".[80]

6. **Fatores emocionais e medo de se lesionar novamente precisam ser abordados.**

   Pacientes com mais medo de se mover ou de se lesionar de novo apresentam maior tempo de recuperação e retorno menos eficiente. Técnicas de exposição gradual ao movimento ajudam a recuperar a autoconfiança.[81]

N. ESPORÃO CALCÂNEO: QUANDO O EXAME MOSTRA MAIS DO QUE O CORPO SENTE

Imagine sentir uma dor pontual ao pisar pela manhã – como se tivesse uma pedra sob o calcanhar. Você procura ajuda, faz um exame, e lá está o laudo: esporão calcâneo. O nome assusta. Parece grave, definitivo, quase uma sentença. Mas... será?

A ciência atual mostra que o esporão calcâneo, aquela pequena saliência óssea na base do calcanhar, é um achado comum em pessoas com ou sem dor. Na verdade, a maioria das dores nessa região está relacionada a uma inflamação ou sobrecarga da fáscia plantar (a estrutura fibrosa que liga o calcanhar aos dedos), e não ao esporão em si.

PREMISSAS CIENTÍFICAS PARA O TRATAMENTO NÃO FARMACOLÓGICO DE ESPORÃO CALCÂNEO

1. **O esporão calcâneo é frequentemente um achado irrelevante nos exames.**

   O fato é que a presença de esporão calcâneo não se correlaciona diretamente com dor. Muitas pessoas sem dor apresentam esporão visível em exames. Isso reforça que o achado radiológico não deve determinar a conduta clínica isoladamente.[82]

2. **A dor plantar está geralmente associada à fáscia plantar – e não ao esporão.**
   O consenso internacional publicado no *British Journal of Sports Medicine* afirma que o foco deve estar no tratamento da dor na planta do pé, independentemente da presença de esporão. Inflamação, sobrecarga e rigidez da fáscia plantar são os principais alvos terapêuticos.[83]
3. **Exercícios de alongamento da fáscia plantar e da panturrilha são eficazes.**
   Estudos controlados mostraram que alongar a fáscia plantar pela manhã (ainda na cama) e associar isso a alongamentos e fortalecimento da panturrilha leva à redução significativa da dor em poucas semanas.[84]
4. **Fortalecer pé, tornozelo e quadril melhora a absorção de carga ao pisar.**
   Diversos estudos apontam que exercícios de fortalecimento da musculatura intrínseca de pé, sóleo e glúteo médio devem ser incluídos na reabilitação. Eles reduzem o impacto na região do calcanhar e previnem a recidiva de dor.[85]
5. **Palmilhas e calçados com suporte de arco podem ser usados temporariamente.**
   Palmilhas personalizadas ou calçados com boa absorção podem reduzir a carga na fase aguda. No entanto, não substituem o exercício. O uso prolongado pode, inclusive, descondicionar ainda mais a musculatura de suporte.[86]
6. **Cirurgias são raramente necessárias.**
   Mesmo em casos crônicos, a maioria das pessoas melhora com reabilitação bem-conduzida. Intervenções invasivas devem ser reservadas para casos excepcionais, com falha clara das abordagens conservadoras após pelo menos seis meses.[87]

O. FASCITE PLANTAR: DOR COMUM, SOLUÇÃO POSSÍVEL

Você acorda, coloca o pé no chão e sente aquela fisgada aguda no calcanhar. É a dor clássica da fascite plantar, uma das causas mais comuns de dor no pé em adultos.

Mas, ao contrário do que muitos pensam, essa condição não é causada por inflamação pura nem exige repouso absoluto. Hoje, sabemos que a fascite plantar é uma condição multifatorial, que envolve degeneração do colágeno da fáscia, rigidez, sobrecarga e alterações na forma como o pé absorve impacto.

A boa notícia? Movimento, fortalecimento e ajuste da carga são as ferramentas mais eficazes – não cirurgia, palmilha definitiva ou medicações de longo prazo.

PREMISSAS CIENTÍFICAS PARA O TRATAMENTO NÃO FARMACOLÓGICO DE FASCITE PLANTAR

1. **Alongamentos específicos da fáscia plantar reduzem significativamente a dor.**
   Estudos mostraram que o alongamento da fáscia logo pela manhã, puxando os dedos do pé em direção à canela por dez a trinta segundos, foi superior aos alongamentos genéricos de panturrilha. Esse protocolo é simples, gratuito e eficaz.[88]
2. **O fortalecimento dos músculos do pé (intrínsecos) melhora função e reduz recidiva de dor.**
   Exercícios como apanhar toalha com os dedos ou elevação do arco plantar mostraram efeitos positivos duradouros. Estudos recentes demonstram que essa estratégia corrige disfunções de absorção de carga ao caminhar.[89]
3. **O uso de palmilhas pode ser útil no curto prazo, mas não substitui o exercício.**
   Palmilhas de suporte medial ou calçados com boa absorção de impacto ajudam nos estágios iniciais, mas devem ser retiradas gradualmente. O uso prolongado reduz a capacidade do pé de trabalhar sozinho.[90]
4. **A reabilitação deve incluir a cadeia cinética: panturrilha, quadril e core.**
   Pessoas com fascite plantar frequentemente apresentam encurtamento de tríceps sural, fraqueza de glúteo médio e baixa mobilidade torácica. Trabalhar toda a cadeia melhora a mecânica da marcha e reduz a sobrecarga plantar.[91]
5. **A progressão deve ser lenta, mas contínua: caminhar com dor leve é permitido.**
   Diferentemente de lesões agudas, a fascite plantar responde bem ao movimento controlado, mesmo com um pouco de dor (desde que tolerável e sem piora após o exercício). Evitar o uso total do pé pode ser mais prejudicial.[92]

6. **A dor plantar também é influenciada pelo contexto e pelas crenças.**

   Pessoas que acreditam que a dor do calcanhar é "intratável" ou que dependem exclusivamente de procedimentos passivos têm piores resultados. A reabilitação deve incluir educação sobre o curso natural da dor e a eficácia do movimento.[93]

P. SÍNDROME DA DOR REGIONAL COMPLEXA: ENTRE A DOR QUE SE VÊ E A QUE SE SENTE

A Síndrome da Dor Regional Complexa (SDRC) é um dos diagnósticos mais temidos por pacientes e profissionais, pois a dor é desproporcional ao evento que a causou. Às vezes, surge após uma fratura banal, uma entorse leve ou até uma cirurgia rotineira. E o corpo começa a mudar: inchaço, coloração diferente, sudorese anormal, dor ardente, rigidez.

Mas a boa notícia é: quanto mais precoce for o diagnóstico e mais ativa a abordagem, maior a chance de recuperação funcional e reversão do quadro.

PREMISSAS CIENTÍFICAS PARA O TRATAMENTO NÃO FARMACOLÓGICO DA SÍNDROME DA DOR REGIONAL COMPLEXA

1. **O diagnóstico deve ser clínico e feito o mais cedo possível.**

   A SDRC é diagnosticada com base nos critérios de Budapeste, que exigem dor desproporcional acompanhada por sinais de pelo menos dois sistemas (sensorial, autonômico, motor, trófico). O atraso no diagnóstico está associado a piora dos sintomas e menor chance de reversão.[94]

2. **O movimento é parte do tratamento desde o início.**

   Mesmo que o membro esteja sensível ou rígido, movimentos ativos graduais devem ser iniciados o quanto antes, com respeito à dor, mas evitando a imobilização prolongada. O repouso total é prejudicial.[95]

3. **Técnicas de Imagem Motora Graduada (*Graded Motor Imagery*) têm forte evidência.**

   Esse protocolo em três etapas (reconhecimento lateral, imaginação motora e espelhamento) atua diretamente no córtex sensório-motor e reduz a dor mesmo em estágios crônicos. Mostra-se eficaz quando praticado por pelo menos seis semanas, diariamente.[96]

4. **O envolvimento psicológico é regra, não exceção – e deve ser tratado com empatia.**

   Catastrofização, medo do movimento e sentimentos de invalidez são comuns e devem ser abordados com intervenções cognitivo-comportamentais. Ignorar o sofrimento emocional prejudica a adesão ao plano físico.[97]

5. **Uma equipe multidisciplinar é essencial.**

   Os melhores resultados vêm de abordagens integradas com fisioterapeutas, médicos da dor, psicólogos e terapeutas ocupacionais. O paciente deve ser empoderado a agir, não apenas receber cuidados passivamente.[98]

Q. FIBROMIALGIA: QUANDO SUAR A CAMISA VIRA PARTE DA CURA

No capítulo 4, você viu que o tratamento da fibromialgia passa por suar a camisa. E reforço: é isso mesmo. A ciência confirma que o movimento é o medicamento mais consistente para a dor crônica difusa que caracteriza a síndrome.

A fibromialgia não é uma "doença dos músculos" nem um problema que se vê nos exames. É uma alteração da forma como o cérebro e o corpo processam os estímulos sensoriais, em especial a dor. Isso a torna complexa – mas não sem saída.

Com estratégias corretas, é possível reabilitar o corpo e reorganizar o cérebro, recuperando função e qualidade de vida.

PREMISSAS CIENTÍFICAS PARA O TRATAMENTO NÃO FARMACOLÓGICO DA FIBROMIALGIA

1. **O exercício físico é a intervenção mais eficaz e duradoura.**

   Diversas revisões sistemáticas mostram que exercícios aeróbicos, de força e funcionais reduzem a dor, a fadiga, os sintomas depressivos e melhoram o sono. O importante é começar com tolerância e evoluir com constância.[99]

2. **O paciente deve ser educado sobre o que é a fibromialgia – e sobre o que ela não é.**

   A dor não indica lesão, mas sim sensibilização do sistema nervoso. Compreender isso reduz o medo, melhora a adesão ao tratamento e favorece o enfrentamento ativo.[100]

3. **Intervenções combinadas têm mais sucesso: exercício + psicoterapia + educação.**

   A combinação de terapia cognitivo-comportamental (TCC) com programas de exercício supervisionado é mais eficaz do que qualquer intervenção isolada. O apoio emocional e o resgate da autonomia são pilares da reabilitação.[101]

4. **Protocolos de exercício devem começar leves e ser graduais.**

   Exercícios leves, como caminhadas, hidroginástica e Pilates, feitos por vinte a trinta minutos, duas ou três vezes na semana, com progressão conforme tolerância, geram benefícios mesmo em pacientes com dor intensa. O foco é consistência, não intensidade.[102]

5. **O contexto emocional, a história de vida e o sono são partes inseparáveis do tratamento.**

   A dor da fibromialgia é intensificada pelo estresse, pelo trauma emocional não tratado e por distúrbios do sono. Ignorar isso compromete o sucesso terapêutico.[103]

6. **O protagonismo do paciente é a base da recuperação.**

   Nenhuma intervenção será duradoura sem a participação ativa e consciente da pessoa com fibromialgia. Encorajá-la, oferecer ferramentas, reduzir a medicalização e promover pequenos avanços diários é o caminho mais promissor.[104]

O PACIENTE DEVE SER EMPODERADO A AGIR, NÃO APENAS RECEBER CUIDADOS PASSIVAMENTE.

CAPÍTULO 10

COMO ENTENDER (DE VERDADE) SEU LAUDO E TIRAR O PESO DAS PALAVRAS

A DOR COMEÇA ANTES DO EXAME E PODE PIORAR DEPOIS DO LAUDO

Imagine a cena: você sente uma dor persistente no joelho e decide procurar um médico. Após uma consulta, é solicitada uma ressonância magnética. Dias depois, com o laudo em mãos, você se depara com termos como "lesão meniscal degenerativa" e "condropatia patelar". O coração acelera, o medo se instala. "Será que meu joelho está comprometido? Preciso de cirurgia?"

Essa experiência é mais comum do que você imagina. A linguagem técnica dos laudos médicos, embora precisa para profissionais da saúde, soa como uma sentença para quem lê sem formação. O desconhecimento dos termos amplifica a ansiedade, aumenta o medo e, ironicamente, piora a dor, que muitas vezes já não era pequena.

Mas a verdade é: exame de imagem é só um pedaço da história, e frequentemente um pedaço enganoso. Ele mostra o que está no corpo, mas não o que está doendo. Não mede sofrimento. Não traduz funcionalidade. E quase nunca explica a dor sozinho.

EXAMES DE IMAGEM: UMA LUPA NO CORPO, MAS NÃO NA DOR

Exames de imagem, como a ressonância magnética (RM) e a tomografia computadorizada (TC), são ferramentas valiosas na medicina moderna. Eles funcionam como uma lupa, ampliando detalhes das estruturas internas do corpo. No entanto, é crucial entender que eles mostram estruturas anatômicas, mas não capturam a experiência subjetiva da dor. São instrumentos complementares – e não definitivos – no diagnóstico da dor musculoesquelética.

Pense em uma parede com rachaduras. Algumas fissuras podem ser superficiais, sem comprometer a estrutura; outras podem indicar problemas graves. Da mesma forma, um exame de imagem pode revelar alterações comuns e inofensivas, enquanto outras podem ser clinicamente significativas. O desafio está em diferenciá-las. Além disso, estudos científicos têm comprovado que muitas das alterações detectadas em exames de imagem são encontradas também em pessoas sem qualquer sintoma de dor, como comentei anteriormente. Assim, não há motivo para se ater apenas aos achados dos exames – é preciso sempre os considerar no contexto clínico do paciente.

Está muito mais para captar rachaduras superficiais aos montes. Dentre todas elas, alguma pode ser importante. Daí a necessidade de não se desesperar com o que se lê em um laudo de exame de imagem e entender se há outros sinais que indiquem que se trata de uma "rachadura mais importante".

Assim é no corpo. Um "bico de papagaio" ou uma "protusão discal" vistos na imagem podem ser apenas uma cicatriz da vida – não a causa da dor que você tem.

Vamos além: pense que o exame de imagem, como o próprio nome diz, é uma foto. Já a construção de uma dor é um vídeo. Você já tentou entender um filme olhando só para uma foto tirada no meio da história? É isso que acontece quando alguém tenta interpretar a dor apenas com base em um exame de imagem.

A imagem é uma fotografia congelada de estruturas, feita em repouso. Já a dor é um documentário ao vivo, cheio de movimento, emoção, contexto, história e significado. E, como todo bom filme, precisa ser assistido com atenção, e não apenas analisado quadro a quadro.

A dor não mora na estrutura, mas na experiência. Ela é modulada por expectativas, crenças, memórias, qualidade do sono, estresse emocional e contexto de vida. A imagem, por sua vez, não captura nenhum desses elementos. Ela registra silêncios, e não gritos. Ela mostra o que está lá, mas não mostra se aquilo incomoda, limita ou desespera.

E isso não é só filosofia, é ciência de ponta.

De acordo com um artigo científico clássico e extremamente confiável publicado na renomada revista *American Journal of Neuroradiology*, até 84% das pessoas sem dor têm alterações na coluna lombar em exames de imagem – incluindo hérnias, protrusões e degenerações discais.[1] Além disso, estudos com exames de imagem mostram que o corpo pode apresentar alterações sem que isso signifique disfunção – um estudo publicado no *American Journal of Sports Medicine* revelou que 73% dos quadris de indivíduos assintomáticos apresentam anormalidades estruturais, como lesões no labrum.[2] De maneira semelhante, pesquisadores do BMJ Open Sport & Exercise Medicine analisaram 104 quadris de adultos sem dor ou limitação e encontraram alterações estruturais em mais de dois terços deles, incluindo lesões condrais, do labrum e até sinais de osteoartrite precoce. Esses achados reforçam que a estrutura pode estar alterada, mas o sistema permanece funcional e resiliente.[3]

Isso significa que você pode ter um joelho com condropatia, um quadril com bursite ou uma coluna com degeneração e, ainda assim, viver uma vida ativa, funcional e sem dor. A imagem mostra o cenário, mas não o drama. A imagem mostra a anatomia, mas não a biografia. A imagem congela, enquanto a dor é fluxo. A vida é movimento. Então, da próxima vez que você receber um exame com termos difíceis, respire. Lembre-se: aquilo é só um frame do vídeo de sua vida.

Sem dúvidas, a imagem pode apresentar algo que participa da construção dolorosa, mas, no que se refere à dor musculoesquelética – aquela mais comum (dor no chamado aparelho locomotor, nas juntas do corpo, ao se movimentar, na interação de seu corpo com o mundo) –, as alterações vistas nos exames de imagem não costumam ser a causa principal.

O protagonista é você. E o desfecho não está escrito em preto e branco no laudo. Ele se constrói com movimento, informação e coragem.

LESÃO OU AJUSTE CORPORAL? EIS A QUESTÃO

De acordo com a definição clássica, lesão é toda alteração traumática ou patológica que compromete ou provoca a perda da função de um tecido do corpo. Dito de outra forma, se a estrutura não funciona mais como antes, não cumpre mais seu papel no geral, podemos dizer que existe uma lesão. Em contrapartida, sem perda funcional não há lesão. Trata-se apenas de uma possível adaptação

DA PRÓXIMA VEZ QUE VOCÊ RECEBER UM EXAME COM TERMOS DIFÍCEIS, RESPIRE. LEMBRE-SE: AQUILO É SÓ UM FRAME DO VÍDEO DE SUA VIDA.

estrutural, um sinal do tempo, do uso, do corpo vivo em transformação.

Vamos tornar isso prático com dois exemplos claros.

Exemplo 1: se você fizer um corte na pele, a função da pele naquele local específico ficará comprometida. A pele deixará de proteger contra raios ultravioleta, não impedirá a entrada de microrganismos e perderá a eficiência nas trocas de calor. Portanto, isso é de fato uma lesão; afinal, a estrutura não funciona mais como antes.

Exemplo 2: agora, considere um disco intervertebral na coluna vertebral. A função dele é dar espaço entre as vértebras, amortecer impactos, permitir mobilidade e ajudar na nutrição dos tecidos ao redor, facilitando a circulação sanguínea local. Não faz parte das funções de um disco pressionar nervos e causar alterações sensoriais ou motoras. Então, uma hérnia de disco que não pressiona nervos, não gera sintomas específicos de dormência, alteração ao estímulo térmico, alteração dolorosa a um estímulo que antes não era doloroso, como um abraço, o peso de uma jaqueta, a posição de dormir... será de fato uma lesão? Não. A dor existe, mas não tem características de compressão. É simplesmente um ajuste do corpo, influenciado por genética, postura, hábitos ou estilo de vida.

No exemplo 2, o disco intervertebral, apesar de alterado em comparação com "o padrão original", não deixa de funcionar. Ou seja, mesmo com a alteração que pode parecer um problema para olhos leigos, o disco intervertebral continua a cumprir suas funções normais, mesmo com um formato alterado. A alteração na forma do disco – ou seja, uma hérnia – não significa, necessariamente, que um nervo será pressionado. Isso só acontece em uma parte pequena dos casos. É como ter uma verruga na pele, uma alteração que nem sempre causa irritações. Apesar da hérnia, esse disco não perdeu sua função.

Muitos exames mostram achados que não necessariamente explicam a dor, gerando ansiedade desnecessária. O foco deve ser avaliar se determinada estrutura do corpo continua cumprindo suas funções principais. Em caso afirmativo, não faz sentido atribuir a origem da dor exclusivamente à alteração encontrada.

A imagem pode mostrar, mas o corpo não reclamar. E o corpo pode reclamar, mas a imagem não apresentar nada de alteração ou mostrar algo que não seja a causa da dor.

Já citei um estudo científico que relata que hérnias são achados comuns em muitas pessoas. Por isso, elas só devem ser consideradas possível causa de dor quando há sintomas específicos que indiquem, de fato, o contato da hérnia com o nervo – e não apenas uma imagem no exame. E quem pode avaliar isso corretamente? Um profissional de saúde qualificado, que não se baseia apenas no exame de imagem; também analisa seus sintomas, escuta seu relato e avalia seu corpo. Só assim é possível afirmar com segurança: essa hérnia está realmente comprimindo o nervo e causando os sintomas.

A seguir, você verá mais achados comuns em exames de imagem que, segundo a ciência de alto nível, aparecem com frequência em pessoas assintomáticas, ou seja, que não têm dor.

- **Lesão degenerativa do menisco no joelho:** até 63% das pessoas com mais de 50 anos têm lesões meniscais em exames, mas sem dor ou limitação.[4]
- **Lesão do lábio acetabular no quadril:** cerca de 69% dos adultos assintomáticos têm lesão no labrum detectada por ressonância.[5]
- **Tendinopatia glútea:** estudos com ressonância magnética mostram que a tendinopatia ou tendinose glútea está presente em 14,3% dos quadris assintomáticos, e lesões parciais, em 1,7%.[6] Outros levantamentos indicam que a prevalência de alterações tendinopáticas pode chegar a um percentual de 50 a 88% em pessoas sem dor com mais de 45 anos, dependendo da população avaliada. Isso confirma que nem toda alteração estrutural gera dor.[7]
- **Artrose no joelho (radiológica):** até 43% dos adultos com artrose detectada em exames não relatam dor alguma.[8]
- **Sinais de degeneração na coluna cervical:** 90% das pessoas com mais de 60 anos têm sinais degenerativos na coluna cervical sem sintomas.[9]
- **Ruptura parcial do manguito rotador (ombro):** até 54% das pessoas com mais de 60 anos apresentam rupturas parciais do manguito rotador sem dor.[10]
- **Lesão ligamentar crônica do tornozelo:** achados de alterações em tornozelos assintomáticos também são comuns.[11]
- **Sinais de espondilólise e espondilolistese leve:** são observados em até 6% da população geral, sendo assintomáticos na maioria dos casos.[12]

- **Bursite subacromial:** detecção em 30% a 40% das pessoas que nunca tiveram dor no ombro.[13]

Se muitas pessoas apresentam essas alterações e não sentem dor, faz sentido considerá-las um risco real? Isso não se sustenta nem do ponto de vista da evolução humana. Afinal, seria ilógico que alterações capazes de causar dor intensa e comprometimento físico fossem tão comuns assim na população. Se aparecem com tanta frequência, é porque o corpo já se adaptou a elas. E se há adaptação, então é preciso muito mais do que apenas um achado em imagem para considerar que aquilo seja algo realmente grave.

GLOSSÁRIO DO MEDO: TRADUZINDO O QUE O LAUDO DIZ

Para ajudar na compreensão dos termos mais comuns encontrados em laudos de ressonância magnética, apresento a seguir um glossário simplificado. As informações serão divididas por áreas do corpo, pois assim você poderá identificar com mais facilidade o que se aplica ao seu caso. Como sabemos que, na internet, muitas informações estão poluídas por falta de embasamento científico ou por interpretações erradas, vale ressaltar que o que você vai encontrar aqui é conteúdo confiável e baseado em evidências.

COLUNA CERVICAL, TORÁCICA E LOMBAR

- **Protusão discal:** saliência leve do disco, como um calo. Muito comum, geralmente inofensiva.
- **Extrusão discal:** saída mais acentuada do conteúdo do disco. Só é preocupante se houver compressão de raiz nervosa com sintomas.
- **Degeneração discal:** desidratação e achatamento do disco. Marca natural do tempo.
- **Modic tipo 1, 2 ou 3:** alterações na medula óssea da vértebra. Costuma gerar confusão, mas muitas vezes sem relação com dor.
- **Espondilose:** nome técnico para artrose da coluna. Envelhecimento, não doença.
- **Osteófito:** bico de papagaio. Crescimento ósseo reacional. Normal com o tempo.

- **Estenose foraminal:** redução dos "buraquinhos" por onde passam os nervos. Só importa se houver compressão com sintomas clínicos.
- **Listese:** leve escorregamento de uma vértebra sobre outra. Em muitos é estável e assintomático.
- **Edema de placa terminal:** inflamação leve nos ossos da vértebra. Frequentemente reversível com movimento e tratamento clínico.
- **Sinais de desidratação discal:** coloração escurecida no disco. Muito comum com a idade, sem relação obrigatória com dor.

JOELHO

- **Lesão degenerativa do menisco:** rachaduras ou desgaste do menisco. Comum após os 40 anos, muitas vezes sem dor.
- **Condropatia patelar:** desgaste atrás da patela. Nem sempre gera dor, mesmo em graus altos.
- **Derrame articular discreto:** pequena quantidade de líquido. Pode surgir após uso intenso. Nem sempre é inflamatório.
- **Cisto de Baker:** bolsa de líquido na parte de trás do joelho. Benigno. Muitas vezes nem é sentido.
- **Edema ósseo leve:** sinal de sobrecarga mecânica. Reversível na maioria dos casos.
- **Fissura condral:** rachaduras na cartilagem. Nem sempre requer cirurgia – especialmente sem sintomas mecânicos.
- **Tendinopatia patelar:** espessamento ou alteração no tendão do joelho. Frequente em quem treina.

QUADRIL

- **Lesão do lábio acetabular**: desgaste do anel fibrocartilaginoso do quadril. Achado comum até em atletas, sem dor.
- **Impacto femoroacetabular tipo CAM/Pincer:** alterações no formato do quadril. O rótulo assusta, mas só se trata se houver sintomas funcionais.
- **Tendinopatia dos glúteos médio/mínimo:** muito comum, especialmente em mulheres acima dos 40 anos. Nem sempre causa dor.
- **Bursite trocantérica:** inflamação da bursa do quadril. Comum principalmente em quem passa muito tempo sentado ou parado.

- **Edema do colo femoral leve:** pode aparecer após treino pesado, queda ou uso repetitivo.

TORNOZELO E PÉ

- **Derrame articular discreto:** líquido na articulação. Comum pós-atividade. Nem sempre patológico.
- **Tendinopatia do tibial posterior ou fibular longo:** comum em quem treina ou tem pé plano. Nem sempre precisa de tratamento invasivo.
- **Lesão do ligamento talofibular anterior (LTFA):** um dos achados mais comuns pós-entorse. Às vezes persiste por anos sem causar dor.
- **Edema ósseo no tálus ou calcâneo:** marca de sobrecarga. Frequentemente tratado com ajuste de carga.
- **Esporão calcâneo:** muito frequente e, na maioria dos casos, não causa dor.

OMBRO

- **Tendinopatia do supraespinhal:** presente em mais da metade das pessoas acima de 40 anos. Grande parte é assintomática.
- **Fissura parcial no manguito rotador:** comum em atletas e idosos. Nem sempre limita a função.
- **Bursite subacromial:** inflamação da bursa. Pode ocorrer com ou sem dor.
- **Lesão do labrum:** comum em quem treina. Só se trata se houver sintomas mecânicos (clique, instabilidade).
- **Cisto paralabral:** formação líquida próxima ao labrum. Geralmente irrelevante.

COTOVELO

- **Epicondilite lateral/medial:** processo inflamatório ou degenerativo dos tendões que se fixam nos epicôndilos (cotovelo). Muito comum em quem usa o braço de maneira repetitiva. Nem sempre é sinal de lesão grave – e responde muito bem a tratamento com exercício.
- **Tendinopatia do extensor radial curto do carpo:** nome técnico da famosa epicondilite lateral (ou "cotovelo de tenista"). Alteração por sobrecarga. Exame pode mostrar espessamento, fissuras ou edema – mas isso não significa que é necessário parar tudo ou passar por cirurgia.

- **Bursite olecraniana:** inflamação da bolsa atrás do cotovelo. Pode surgir com trauma leve ou apoio excessivo. Geralmente autolimitada.
- **Derrame articular discreto:** pequena quantidade de líquido na articulação. Pode aparecer mesmo sem dor ou lesão, principalmente após esforço repetitivo.
- **Edema no epicôndilo:** acúmulo de líquido no osso, em resposta ao uso. Reversível com controle de carga.
- **Encondroma:** tumor ósseo benigno (muitas vezes incidental). Comum no úmero distal. Só se acompanha, não se trata se não houver sintomas.

PUNHO

- **Tenossinovite de De Quervain:** inflamação da bainha dos tendões do polegar. O exame pode mostrar espessamento do tendão, líquido na bainha ou edema. Tratável com medidas conservadoras, sem gravidade.
- **Tendinopatia dos extensores do punho:** comum em quem usa muito teclado, celular, ou realiza movimentos repetitivos. Laudos falam em "espessamento", "hipersinal", "degeneração", mas isso não exige repouso absoluto nem cirurgia na maioria dos casos.
- **Degeneração da fibrocartilagem triangular (TFCC):** achado comum em exames de punho, mesmo em pessoas sem dor. TFCC é uma estrutura de estabilização do punho – desgasta-se com o tempo. Nem todo desgaste precisa ser tratado.
- **Cisto sinovial:** formação de uma bolsinha com líquido na região dorsal do punho. Quase sempre assintomático. Pode sumir sozinho ou permanecer por anos sem causar problema.
- **Derrame no carpo:** líquido nas articulações do punho. Pode surgir após uso repetitivo ou pequenos traumas. Nem sempre indica lesão interna.
- **Sinais de sinovite discreta:** inflamação leve do revestimento da articulação. Pode aparecer em esforço repetido, mesmo sem doença reumatológica.
- **Erosões incipientes:** pequenas irregularidades nos ossos do carpo. Nem sempre são sinais de artrite ativa. Muitas vezes, são apenas variações anatômicas ou achados de sobrecarga.

MÃO E DEDOS

- **Tenossinovite flexora dos dedos:** inflamação dos tendões que fecham os dedos. Achado comum em ressonância – pode gerar desconforto, mas em muitos casos não é grave e responde bem à reabilitação.
- **Artrose interfalângica:** desgaste natural nas juntas dos dedos. Quase toda pessoa acima dos 50 anos tem, mesmo sem dor. Aparece no laudo como "osteófitos" ou "estreitamento articular".
- **Cisto mucoso:** bolha benigna que surge próximo às unhas, relacionada a artrose. Não é sinal de doença perigosa.
- **Lesão parcial do colateral ulnar do polegar (ligamento do "dedo do esquiador"):** muitas vezes detectada sem sintomas clínicos. A decisão de tratar é funcional, não só estrutural.
- **Fissura condral em metacarpos:** microfraturas ou rachaduras na cartilagem, muito frequentes em mãos usadas com força. Muitas vezes passam despercebidas na vida real e são autolimitadas.

OBSERVAÇÕES QUE SOAM GRAVES... MAS NÃO SÃO

- **"Alterações degenerativas incipientes":** envelhecimento natural. Sem valor prognóstico isolado.
- **"Sinais de entesopatia":** mudanças onde o tendão gruda no osso. Muito comum em quem usa muito o corpo.
- **"Sinal de desorganização do sinal T2":** forma técnica de dizer que há algo diferente no tecido. Nem sempre é doença.
- **"Sinais inflamatórios discretos":** podem aparecer por uso, treino, trauma, sobrecarga. Em geral, reversíveis e autolimitados.

Um laudo de imagem pode listar vinte alterações, mas nenhuma delas é sentença. Porque o que define o tratamento não é o que está escrito, mas o que está sendo sentido, vivido, movimentado.

O QUE REALMENTE IMPORTA NO EXAME DE IMAGEM?

Nem tudo o que brilha na imagem é ouro. E nem tudo o que parece grave realmente é.

O exame de imagem é uma ferramenta poderosa, mas seu valor está no modo como ele é interpretado no contexto clínico. Existem achados que devem chamar a atenção e merecem investigação imediata – as chamadas "bandeiras vermelhas":

- Tumores (massa óssea ou de tecidos moles que não deveriam existir).
- Infecções (osteomielite, discite, abscessos).
- Fraturas instáveis.
- Sintomas neurológicos progressivos (perda de força ou sensibilidade significativa, incontinência urinária etc.).

O EXAME DE IMAGEM É UMA FERRAMENTA PODEROSA, MAS SEU VALOR ESTÁ NO MODO COMO ELE É INTERPRETADO NO CONTEXTO CLÍNICO.

Essas são condições raras, mas que, quando presentes, justificam a urgência e o uso criterioso da imagem. Fora dessas situações, o exame serve como complemento – nunca como sentença. Isso significa, naturalmente, que ele precisa estar aliado ao exame clínico. Em outras palavras: é essencial aquele momento em que o profissional de saúde escuta o que você tem a dizer, examina seu corpo, observa seus movimentos, investiga sua história, seus sintomas, sua rotina, seus medos e seus hábitos.

É esse contato humano que permite interpretar se a "protusão discal em L4-L5" realmente tem relação com sua dor lombar... ou se é apenas um achado incidental que nada tem a ver com o que você sente. Analisar um exame de imagem sem exame clínico é como tentar entender um filme vendo apenas uma foto da última cena. Afinal, como já salientamos aqui, a dor nem sempre está relacionada com lesões, pois é uma experiência multidimensional, resultado da interação entre o corpo, o cérebro e o ambiente. Ou seja, a dor é uma interpretação do cérebro baseada em ameaças reais ou percebidas. O cérebro pode gerar dor até mesmo em partes que já foram amputadas (a famosa "dor fantasma"), ou por simples medo, estresse ou condicionamento.

Lembre-se: você não é seu laudo. É um ser humano complexo, com histórias, hábitos, experiências e um corpo com capacidade de adaptação, cicatrização e transformação. Seu laudo é um retrato parcial, e não um veredito sobre sua saúde.

Exatamente por isso é tão importante saber interpretar um laudo de exame de imagem, muito mais do que apenas entender palavras técnicas. Ter esse conhecimento é tirar o peso simbólico de termos como "degeneração" ou "protusão" e compreender que você não está condenado por sua anatomia. O que importa de fato é como você se sente, como se movimenta e como responde ao cuidado.

Seu corpo tem capacidade de adaptação. A dor pode ser controlada. O medo pode ser transformado em conhecimento. E esse conhecimento, por sua vez, pode ser o maior antídoto contra a paralisia do medo.

Nas próximas páginas, vou mostrar casos reais de pessoas que tiveram dores e fizeram exames que identificaram alterações, mas hoje vivem plenamente sem dor, apesar de tais alterações ainda estarem lá. Vamos decifrar juntos os laudos dos exames, traduzindo termos técnicos assustadores em informações práticas. Você entenderá por que é preciso relativizar o que aparece nos exames e confiar mais no que seu corpo é capaz de fazer do que naquilo que uma imagem diz que você "tem".

EXAME 1: RESSONÂNCIA MAGNÉTICA DO QUADRIL DIREITO

RESSONÂNCIA MAGNÉTICA DO QUADRIL DIREITO

Técnica:
Exame realizado em equipamento de 1,5 Tesla com bobinas phased-array de 8 canais. Realizadas sequências multiplanares ponderadas em T1 e T2.

Descrição:
Estruturas ósseas com morfologia preservada.
Espaço isquio femoral preservado.
Ângulos centro borda, alfa, versão acetabular, de inclinação do colo femoral preservados.
Ângulo centro borda: 33° (valor normal entre 25° a 40°).
Ângulo alfa: 50° (valor normal: < 55°).
Ângulo de versão acetabular: 22° (retroversão acetabular se < 15°).
Ângulo de inclinação do colo femoral: 136° (considera-se coxa valga se > 140° e coxa vara se < 125°).
Cartilagem articular de morfologia e sinal preservados.
Ausência de derrame articular significativo.
Labrum acetabular com morfologia e sinal preservados.
Tendão do glúteo mínimo com espessura preservada e discreto aumento de sinal na região trocantérica.
Bursas sem alterações significativas.
Estruturas cápsulo ligamentares preservadas.
Planos musculares preservados.
Sínfise púbica sem alterações significativas.
Imagens granulomatosas no plano subcutâneo da região glútea superior direita, prováveis granulomas de injeção.

IMPRESSÃO RADIOLÓGICA:
- Tendinopatia leve do glúteo mínimo.
- Prováveis granulomas de injeção no plano subcutâneo da região glútea direita.

O QUE OS ACHADOS SIGNIFICAM?

Há tendinopatia leve do glúteo mínimo e presença de granulomas subcutâneos (provavelmente irrelevantes para a dor). Contudo, não existem sinais de lesão labral; displasia acetabular; impacto femoroacetabular (CAM ou Pincer); sinovite; edema ósseo; ou alterações degenerativas articulares.

A tendinopatia leve do glúteo mínimo é um achado comum em pessoas assintomáticas, especialmente em mulheres acima dos 35 anos, mesmo sem dor. Já granulomas subcutâneos são alterações incidentais, sem relação causal com dor musculoesquelética. E nenhuma das medidas angulares osteoarticulares sugere disfunção biomecânica relevante.

Portanto, não há correlação direta e causal entre os achados da imagem e dor. A presença de tendinopatia leve não diagnostica dor no quadril.

CAMINHO CLÍNICO RECOMENDADO SEGUNDO O MODELO ATUAL

O primeiro passo para se chegar a um diagnóstico é realizar uma avaliação biopsicossocial detalhada. Ou seja, analisar o que está ao redor do paciente. Começamos investigando a história da dor, descobrindo sua localização, se há um padrão temporal, fatores agravantes, medo de movimento ou crenças limitantes. Então, passamos ao contexto emocional em que ela surge: o paciente está sob estresse constante? Dorme bem? Sente-se incapaz de se exercitar? Já teve experiências passadas com dores e tratamentos? Depois, analisa-se o padrão de exercícios do paciente. Caso ele se exercite, usa carga adequada e faz os movimentos corretamente? Há progressão de carga gradual ou houve alguma mudança abrupta de rotina?

Uma vez que todas essas perguntas estejam respondidas, passa-se para os exames físicos, como palpação da área dolorida, teste de carga em abdução, avaliação de marcha e verificação do apoio monopodial do paciente – ou seja, se ele consegue se apoiar em apenas um pé.

Em seguida, é hora de avaliar o exame de imagem. Uma dor lateral no quadril com exame de imagem leve geralmente se enquadra no diagnóstico clínico de tendinopatia glútea, síndrome do quadril em ressalto externo, ou, mais amplamente, uma dor persistente de controle motor e sensibilidade aumentada na região glútea lateral, que vai além da presença de lesão e está mais relacionada aos estresses psicossociais que tensionam estruturas e ajudam a produzir dor.

Uma vez com o laudo em mãos, há três coisas fundamentais que não devem ser feitas: não se deve usar a imagem como justificativa para evitar exercício físico; não se deve rotular a tendinopatia leve como lesão grave; e não se deve tomar condutas invasivas baseadas unicamente nesse exame.

Em primeiro lugar, o profissional da saúde precisa conversar com o paciente, educá-lo sobre a dor e desmistificar a relação imagem–dor. Então, deve propor uma reabilitação ativa, com exercícios de carga progressiva para o glúteo médio/mínimo, sugerindo evitar repouso prolongado, infiltrações ou terapias passivas como primeira linha.

A partir disso, é feito um trabalho gradual de confiança e exposição progressiva à atividade, com controle de movimento e biomecânica funcional, sem obsessão por "alinhamento ideal". Ou seja, o paciente vai ensinar o próprio corpo a se mover com mais confiança, força e coordenação - e não tentar encaixá-lo em um padrão "perfeito" que nem existe.

Muita gente pensa que dor vem porque o corpo está "desalinhado", "torto" ou com a "pélvis virada" - mas a ciência moderna mostra que não existe uma postura perfeita ou um jeito certo único de se mover. O que importa de verdade é como seu corpo se adapta, reage e aguenta as cargas da vida real, como andar, subir escadas, correr, trabalhar e treinar.

Quando falamos em controle de movimento, estamos falando em reeducar o corpo, melhorando a forma como ele ativa os músculos, distribui esforço e responde à dor, para que você consiga fazer, sem medo, aquilo de que gosta, mesmo que ainda tenha sensibilidade em algum lugar.

Em vez de tentar consertar o corpo como se fosse uma máquina com peças fora do lugar, a fisioterapia moderna treina o corpo como ele é: adaptável, inteligente e capaz de recuperar funções com movimento progressivo.

Portanto, a conclusão clínica é que o laudo do exemplo 1 mostra alterações mínimas, comuns em pessoas sem dor. Se houver dor, o diagnóstico deve vir da clínica, e não da imagem. O caminho é investigar o funcionamento, e não perseguir defeitos estruturais. A dor é real, mas seu gerador não é visível na imagem.

EXAME 2:
RESSONÂNCIA MAGNÉTICA DA COLUNA LOMBOSSACRA

RESSONÂNCIA MAGNÉTICA
COLUNA LOMBOSSACRA

TÉCNICA DO EXAME
Ressonância realizada em aparelho de 1,5 Tesla, sendo obtidas múltiplas sequências nos diversos planos ortogonais, sem a administração endovenosa de contraste.

RELATÓRIO
Corpos vertebrais alinhados com altura mantida, apresentando alguns incipientes osteófitos marginais.

Os discos intervertebrais de T12-L1 a L2-L3 apresentam morfologia e sinal preservado sem protrusões discais ou conflitos radiculares.

Discretas alterações degenerativas facetárias, mínima desidratação dos discos intervertebrais e pequenos abaulamentos discais de L3-L4 e L4-L5 tocando a face ventral do saco dural com discreta redução foraminal bilateralmente nesses níveis com sinais de discretos contatos discorradiculares.

Canal vertebral de dimensões satisfatórias.

Cone medular de aspecto habitual, terminando no nível do corpo vertebral de L1.

Musculatura paravertebral com sinal preservado.

CONCLUSÃO
- Alterações degenerativas discretas da coluna vertebral lombossacra destacando-se discreta artrose facetária e discreta discopatia degenerativa com pequenos abaulamentos discais em L3-L4 e L5-S1 tocando a face ventral do saco dural com discreta redução foraminal bilateralmente nesses níveis e discretos contatos discorradiculares.

O QUE OS ACHADOS SIGNIFICAM?

Discreta artrose facetária, mínima desidratação dos discos e pequenos abaulamentos discais são alterações comuns em pessoas sem dor. Estudos com grandes populações mostram que alterações degenerativas na coluna lombar, como protrusão e degeneração discal, comuns em exames de imagem, são observadas com frequência em pessoas sem dor, especialmente a partir dos 40 anos, e que elas aumentam com o passar do tempo. A ciência inclusive aponta que 38% das pessoas sem dor com alterações na coluna apresentam essas alterações em mais de um segmento.[14]

Minha intenção aqui não é descredibilizar sua dor e seu exame de imagem, apenas mostrar que, na maioria dos casos, ter dor na coluna pode ser uma coisa e ter uma alteração, outra. O que é bom, pois assim você pode ser uma de tantas pessoas que têm alterações na coluna, mas não sentem dor.

Já os ditos discretos contatos discorradiculares significam que o disco está encostando levemente na raiz nervosa, mas não há compressão significativa nem inflamação descrita. A presença de contato leve sem sintomas neurológicos claros, como fraqueza, dormência ou perda de reflexos, não é motivo para alarme.

Por último, a discreta redução foraminal se refere aos forames, que são como buraquinhos, digamos assim, por onde saem os nervos. Uma leve redução nesses espaços é esperada com o tempo e nem sempre gera sintomas. É importante frisar: a dor não está no furo. Está na rede de sensações e experiências que o cérebro interpreta.

CAMINHO CLÍNICO RECOMENDADO SEGUNDO O MODELO ATUAL

Como já vimos, o diagnóstico baseado em imagem isolada é ultrapassado e perigoso. O diagnóstico moderno da dor lombar é clínico e funcional, não estrutural. A imagem ajuda, com certeza, mas só quando há sinais neurológicos claros, febre, perda de peso, trauma ou suspeita de tumor ou infecção. Na maior parte dos casos, a dor lombar é inespecífica – ou seja, não tem uma causa estrutural exata detectável na imagem.

Assim, o caminho mais indicado se inicia com o abandono do diagnóstico baseado na ressonância – o que implica que o próprio paciente deve evitar frases como "tenho abaulamento" ou "minha coluna está gasta", pois essas palavras alimentam o medo, aumentam a dor e geram desmotivação.

Feito isso, o profissional de saúde deve reavaliar o quadro de maneira ativa e integrada, investigando movimentos que aliviam e que pioram a dor, o grau de confiança do paciente nos movimentos, a crença que ele tem sobre as dores, as possíveis alterações que sua rotina possa ter sofrido etc.

Então, integra-se a tudo isso à educação sobre a dor, mostrando ao paciente que o corpo dele não está quebrado e apresentando alternativas de atividades físicas adaptadas. Para a dor apresentada nesse exame, seria ideal um distensionamento da região do tronco em uma abordagem inicial e posterior fortalecimento da região lombo-pélvica e posterior da coxa, além de um treinamento do sistema nervoso para reduzir o alarme, com exposição gradual e dessensibilização, pois essas são abordagens que restauram a confiança no corpo.

Portanto, o laudo mostra alterações comuns e compatíveis com o envelhecimento natural da coluna. Não há hérnia grave, estenose severa, fraturas ou sinais de doença inflamatória. A dor, se existe, deve ser interpretada pela vivência do paciente, não por uma imagem.

EXAME 3: RESSONÂNCIA MAGNÉTICA DE OMBRO ESQUERDO

Dt Realização: 22/04/24 11:38
Dt Liberação: 24/04/24 20:58

ExameRM DE OMBRO (UNILATERAL) - ESQUERDO
RM OMBRO E

TÉCNICA DO EXAME
Ressonância magnética com múltiplas sequências ponderadas em T1 e T2 nos diversos planos ortogonais, sem a injeção endovenosa de contraste paramagnético.

O exame encontra-se armazenado em nosso arquivo digital (PACS).

RELATÓRIO
Estrutura óssea da cintura escapular com sinal preservado.
Acrômio de morfologia tipo II.
Articulação acromioclavicular sem alterações.
Tendinopatia do supraespinhal, com pequena fissuração tendínea na sua zona insercional.
Demais tendões do manguito rotador em topografia habitual com espessura preservada.
Tendão longo da cabeça do bíceps em topografia habitual e de aspecto normal.
Musculatura da cintura escapular sem alterações.
O labrum da articulação glenoumeral demonstra labrum glenoide com morfologia preservada sem evidência de anomalia de sinal.
Não há evidências de lesões dos ligamentos glenoumerais.
Ausência de imagem de derrame articular.

CONCLUSÃO
Tendinopatia do supraespinhal, com pequena fissuração tendínea na sua zona insercional.

O QUE OS ACHADOS SIGNIFICAM?

O achado principal desse laudo é uma tendinopatia do supraespinhal com pequena fissuração tendínea na sua zona insercional. Traduzindo: a tendinopatia é uma adaptação do tendão ao estresse ou uso, não necessariamente lesão aguda; supraespinhal indica o músculo que ajuda a erguer o braço; e a fissura insercional é uma alteração microscópica, muito comum em pessoas com e sem dor, especialmente após os 30 anos. Todos os outros elementos do ombro (labrum, bíceps, articulação, músculos, ligamentos) estão sem alterações.

Ou seja: não há lesão grave, não há ruptura significativa, e não há evidência de patologia estrutural que justifique dor intensa ou incapacitante. Isso não significa que a dor não seja real. Ela existe, mas não vem só das estruturas possivelmente lesionadas. Lembre-se sempre: dor é uma construção multifatorial, e não uma linha ligada a um achado físico.

CAMINHO CLÍNICO RECOMENDADO SEGUNDO O MODELO ATUAL

O primeiro passo aqui é definir alguns detalhes: não se deve interpretar a fissura como o motivo da dor de modo isolado; não se deve dizer ao paciente que ele está com o ombro rompido ou que precisa parar tudo; e não se deve considerar cirurgia ou infiltração como primeira opção.

Os achados do laudo do exemplo 3 não são raros, pois estudos mostram que achados como fissuras parciais ou rupturas do tendão do manguito rotador são extremamente comuns em pessoas sem dor. Por exemplo, um estudo com ressonância magnética encontrou sinais de ruptura parcial em 20% e total em 15% dos ombros assintomáticos, e em mais de 50% das pessoas acima dos 60 anos, mesmo sem dor ou limitação.[15] Isso reforça que a dor no ombro não está diretamente relacionada à gravidade da alteração estrutural, mas sim à sensibilidade do sistema nervoso central.

Desse modo, lembrando que a imagem por si só não é o diagnóstico, poderíamos atualizar o laudo para termos mais adequados: síndrome do ombro doloroso com tendinopatia insercional do supraespinhal, de provável origem nociceptiva-mista, com possível contribuição nociplástica, caso haja hipersensibilidade ou persistência sem causa estrutural evidente.

O melhor caminho a seguir, nesse caso, é uma avaliação clínica funcional e biopsicossocial, começando por testes que reproduzam dor com carga, tal qual o teste de Jobe e elevação ativa. Então, poderiam ser feitas avaliações de crenças e expectativas, bem como de capacidade de carga do ombro no dia a dia.

As intervenções possíveis, baseadas na ciência moderna, envolvem educação sobre a dor, mostrando ao paciente que a fissura é comum e reversível, e que o tendão precisa de estímulo, não de proteção excessiva. Em seguida, poderiam ser introduzidos exercícios de fortalecimento do manguito rotador e cintura escapular, com progressão para atividades funcionais e específicas do esporte/trabalho. O cerne dessa intervenção é propor uma exposição gradual ao movimento, combatendo o possível medo do paciente de levantar o braço ou treinar. Por último, o profissional de saúde deve controlar as expectativas, expondo que o tempo estimado de melhora, com exercício contínuo, é de oito a doze semanas.

O importante é que tratamentos passivos sejam evitados como única estratégia. Choques, repouso, bandagens ou infiltrações somente em fases muito específicas, e sempre como coadjuvantes.

Por fim, a conclusão a respeito desse laudo é que o ombro não está lesionado, apenas sinalizando que precisa ser cuidado com movimento inteligente. A imagem mostra uma adaptação natural de quem usa o ombro ativamente. A dor pode ser revertida com reabilitação progressiva, sem necessidade de alarme, repouso ou cirurgia.

Um laudo pode dizer muita coisa. Pode citar palavras técnicas, empilhadas como carimbos: "degeneração", "protusão", "condropatia", "sinais inflamatórios", "fissura tendínea". Mas nenhuma dessas palavras tem o direito de definir quem você é – ou do que você ainda é capaz.

Você não é seu joelho. Nem seu ombro. Nem sua hérnia. Você é um sistema vivo, adaptável, moldado por experiências, emoções, movimento e história. E a dor que você sente não mora exclusivamente em um pedaço do corpo. Ela mora em sua interação com o mundo, no jeito como você se relaciona com o medo, com o esforço, com o descanso, com o que exigem de você e com o que você exige de si mesmo.

Sabe o que um laudo não mostra? Quantas vezes você segurou a onda mesmo com dor. Não mostra o quanto você se adapta a cada dia para não parar ou sua capacidade de reaprender, resistir e se mover mesmo sob pressão. Não mostra sua coragem.

A medicina baseada em evidências já deixou claro: uma alteração estrutural isolada raramente explica a dor que alguém sente. E mais do que isso: mesmo quando existe um problema localizado, muitas vezes a solução não está apenas ali. Ela vem do todo.

Um joelho com condropatia melhora quando você fortalece o quadril. Um ombro com tendinopatia responde quando você ativa o tronco. Uma coluna com abaulamento se acalma quando você treina o corpo inteiro com confiança.

A dor pode até começar em uma parte, mas a solução verdadeira se constrói no todo. E isso não é discurso de autoajuda. É neurociência. É biomecânica. É fisiologia do movimento aplicada à vida.

É por isso que, mais do que "consertar" o que dói, a missão é transformar o sistema que sustenta aquilo que dói. A missão é ampliar sua performance física e emocional, para que aquele ponto que hoje grita não precise mais fazer tanto barulho.

Você é mais que um tendão espessado, uma vértebra desidratada ou uma cartilagem rachada.

Você é um corpo inteiro em movimento. É mente, biografia, energia. E, se decidir investir nisso – em sua força, resiliência, clareza –, a dor pode até existir, mas não será mais a protagonista.

Que seu próximo passo venha com mais autonomia do que medo. Mais consciência do que culpa. E mais potência do que diagnóstico.

Porque você não é seu laudo. Nunca foi.

CAPÍTULO 11

O IMPACTO DO ESTRESSE, DO SONO E DAS EMOÇÕES NO CORPO QUE SENTE

Vivemos em tempos acelerados. Acordamos em pânico com o despertador, pulamos refeições, mergulhamos em telas, acumulamos prazos e dormimos pouco. No meio disso tudo, ignoramos um personagem silencioso, mas incansável: o corpo.

Até que ele começa a gritar. Primeiro com cansaço, depois com tensão, e então com dor. Uma dor que não tem rosto exato, que pode até mudar de lugar, que resiste ao analgésico, que se confunde com ansiedade e que ninguém entende direito. Nem você. Nem seu médico.

Mas a ciência entende. E está cada vez mais clara: a dor crônica é, muitas vezes, uma resposta do corpo à sobrecarga invisível – estresse emocional, noites maldormidas, autocobrança, ansiedade constante, falta de tempo para respirar, se mover e se escutar.

Este capítulo é um convite para reconhecer que não é fraqueza sentir dor quando a vida pesa demais. É biologia. E, mais do que isso, é reversível.

ESTRESSE E DOR: O ALARME QUE NÃO DESLIGA

Quando vivemos sob constante pressão, nosso sistema nervoso entra em modo de sobrevivência. Essa ativação crônica do sistema de alarme corporal afeta diretamente a forma como sentimos dor.

O principal ator nesse processo é o chamado eixo HPA: hipotálamo-hipófise-adrenal. Ele é uma rota de comunicação entre o cérebro e as glândulas suprarrenais, que liberam hormônios do estresse como o cortisol. Em pequenas doses, o cortisol é essencial: ele nos ajuda a reagir diante de ameaças reais. Mas, quando se mantém elevado por muito tempo, ele se transforma em um combustível perigoso. O excesso de cortisol perpetua o estado de alerta, compromete a imunidade, afeta o humor, altera o sono e sensibiliza o sistema nervoso para a dor.[1]

Nesse cenário, o cérebro pode interpretar estímulos neutros como dolorosos. Pequenas tensões vão sendo amplificadas e o corpo se torna uma terra seca, onde qualquer fagulha vira incêndio.

A ciência chama esse fenômeno de sensibilização central disfuncional. Em linguagem simples, é quando o sistema nervoso fica desregulado, reagindo demais a coisas que antes nem eram percebidas. E isso não acontece porque você é frágil: acontece porque está sobrecarregado.

A DOR CRÔNICA É, MUITAS VEZES, UMA RESPOSTA DO CORPO À SOBRECARGA INVISÍVEL – ESTRESSE EMOCIONAL, NOITES MALDORMIDAS, AUTOCOBRANÇA, ANSIEDADE CONSTANTE, FALTA DE TEMPO PARA RESPIRAR, SE MOVER E SE ESCUTAR.

SONO: O REPARADOR QUE NÃO PODE FALTAR

Dormir bem não é um luxo. É uma necessidade biológica para todo o organismo, especialmente no caso de quem convive com dor. Durante o sono profundo, nosso corpo realiza tarefas vitais: consolida memórias, regula hormônios, reduz processos inflamatórios e libera neurotransmissores essenciais para o bem-estar.[2]

Aqui entra outro termo importante: citocinas, moléculas mensageiras produzidas pelas células do sistema imunológico. Elas regulam inflamações, combatem infecções e coordenam a resposta imune. Quando dormimos mal, a produção de citocinas anti-inflamatórias cai, e aumenta a liberação das inflamatórias – aquelas que tornam o corpo mais sensível e inflamado.

Estudos de neuroimagem mostram que a falta de sono eleva a atividade da ínsula e da amígdala cerebral – regiões que amplificam a dor. Ao mesmo tempo, reduz a atuação do córtex pré-frontal, que normalmente ajuda a controlar a intensidade da dor.

Em outras palavras: quem dorme mal sente mais dor. E, por isso, cuidar do sono é um dos tratamentos mais poderosos que existem.

ANSIEDADE: O MEGAFONE DA DOR SILENCIOSA

A ansiedade é como um radar superdimensionado. Ela está constantemente varrendo o ambiente e o próprio corpo em busca de sinais de ameaça. O problema é que, quando esse radar está desregulado, qualquer sinal vira alarme – inclusive sensações físicas neutras ou normais.

Do ponto de vista cerebral, a ansiedade ativa de maneira exagerada a amígdala – uma estrutura ligada à vigilância e ao medo. Essa hiperativação influencia diretamente a forma como o cérebro interpreta a dor.

Além disso, a ansiedade aumenta a liberação de adrenalina e noradrenalina, hormônios que aceleram os batimentos cardíacos, aumentam a tensão muscular e reduzem o limiar de dor. Isso significa que, sob efeito da ansiedade, sentimos mais dor – e em um grau mais intenso.

A hipervigilância corporal é um fenômeno muito comum em pessoas com dor crônica. É quando o cérebro passa a monitorar cada parte do corpo em busca de desconfortos, rigidez, formigamentos e incômodos. Com o tempo, esse estado de alerta constante se transforma em combustível para a perpetuação da dor.

Por isso, é crucial frisar: ansiedade não é frescura. É uma condição neurobiológica que amplifica a dor. E o primeiro passo para quebrar o ciclo é compreender a conexão – e trabalhar com ela, não contra ela.

Mas lembre-se: a ansiedade é um estado rotineiro, que não necessariamente está inserido em um padrão patológico. Ela ajuda a preparar ações futuras. Todavia, quando o estado de aflição começa a afetar seu momento presente, ele pode estar desregulado. Então, não tome todo estado de ansiedade como problemático, mas sim como possível sinal de alerta.

EMOÇÕES REPRIMIDAS, MÚSCULOS TENSOS: QUANDO A MENTE SE TORNA O CORPO

Quando não encontramos espaço para sentir ou expressar determinadas emoções, elas acabam se acumulando em algum lugar. Esse lugar, muitas vezes, é o próprio corpo.

A medicina moderna reconhece o impacto da emoção reprimida na saúde física. Estados de raiva contida, tristeza ignorada ou medo constante se manifestam como tensão muscular crônica. Ombros rígidos, mandíbula cerrada, costas travadas, estômago contraído – tudo isso pode ser expressão de emoções silenciadas.[3]

Esse fenômeno é chamado de somatização: quando conflitos emocionais inconscientes se expressam por meio de sintomas físicos. Não é imaginação. É neurofisiologia pura. A comunicação entre o cérebro e o corpo é direta, constante e bidirecional.

E mais: quanto mais tempo essas tensões permanecem não tratadas, mais alteram o tônus muscular, o padrão de respiração e a postura, bem como aumentam a dor. O corpo não esquece. Ele pode, contudo, reaprender.

ESTRATÉGIAS DE TRANSFORMAÇÃO: PRÁTICAS BASEADAS EM NEUROCIÊNCIA QUE REPROGRAMAM O CORPO E A DOR

Aqui começamos a transição do entendimento para a ação. Saber por que sentimos dor é o primeiro passo. Mas a verdadeira virada acontece quando passamos a agir – com consciência, consistência e ciência.

Vamos explorar agora práticas que já mostraram, em pesquisas de alta qualidade, sua capacidade de ajudar o corpo e o cérebro a saírem do ciclo da dor crônica. Cada uma dessas estratégias tem três pilares:

- Fundamento científico.
- Tradução simples para o dia a dia.
- Caminho para começar por conta própria ou com ajuda profissional.

RESPIRAÇÃO DIAFRAGMÁTICA: DESARMANDO O CORPO PELA BASE

A respiração é o sistema de comunicação mais rápido entre o corpo e o cérebro. Quando respiramos de modo curto e superficial, mantemos o sistema de alarme ativado. Mas quando respiramos lentamente, usando o diafragma, que é o músculo abaixo dos pulmões, o cérebro entende: "Estamos seguros".

SABER POR QUE SENTIMOS DOR É O PRIMEIRO PASSO. MAS A VERDADEIRA VIRADA ACONTECE QUANDO PASSAMOS A AGIR – COM CONSCIÊNCIA, CONSISTÊNCIA E CIÊNCIA.

Esse tipo de respiração ativa o nervo vago – principal responsável por acionar o sistema parassimpático, que comanda o repouso, a digestão e a recuperação.

Estudos mostram que a respiração controlada pode reduzir os níveis de cortisol, melhorar a variabilidade cardíaca – que é um marcador de resiliência – e diminuir a percepção da dor.[4]

Considerando esses benefícios, montei um guia rápido para que você possa praticar sozinho a respiração controlada.

- Sente-se ou deite-se confortavelmente.
- Coloque uma mão no peito e outra no abdômen.
- Inspire lentamente pelo nariz por quatro segundos, expandindo o abdômen.
- Segure por dois segundos.
- Expire pela boca por seis segundos.
- Repita o processo durante cinco a dez minutos.

Se tiver dificuldade, fisioterapeutas respiratórios ou profissionais da reabilitação integrativa podem ensinar e acompanhar.

MINDFULNESS: ATENÇÃO QUE CURA

Mindfulness significa atenção plena: é a prática de estar presente no aqui e agora, sem julgamento. Quando a mente vive no passado ou no futuro, a dor se intensifica – o cérebro entra em modo de ameaça.

Estudos com neuroimagem mostram que praticantes regulares de mindfulness apresentam menor ativação da amígdala, que é o "centro do medo"; maior controle do córtex pré-frontal, que faz o papel de regulação emocional; e redução significativa de sintomas de dor, no caso de pessoas com fibromialgia, dor lombar e enxaqueca.[5]

Para praticar essa atenção plena, você pode usar aplicativos como Insight Timer e Meditopia ou vídeos guiados gratuitos. Se desejar acompanhamento, psicólogos, terapeutas ocupacionais e fisioterapeutas treinados em dor podem ajudar. Mas, para dar o pontapé inicial, preparei um guia curtinho de como começar a prática de mindfulness.

- Sente-se confortavelmente.
- Foque sua respiração ou um som neutro.
- Observe os pensamentos que surgirem, sem segui-los ou julgá-los.
- Volte ao foco com gentileza.

MOVIMENTO COM PROPÓSITO: O ANTÍDOTO PARA O MEDO DO CORPO

Muitas pessoas com dor crônica evitam se movimentar por medo de piorar o quadro. Esse medo, compreensível, pode levar à inatividade – e, com isso, enfraquecer músculos, limitar a mobilidade e perpetuar ainda mais a dor. É um ciclo que precisa ser interrompido com segurança.

O movimento consciente, suave e progressivo é um dos recursos mais poderosos para reabilitar o corpo e reprogramar o cérebro. Estudos mostram que exercícios físicos regulares estimulam a liberação de endorfinas – que, lembremos, são analgésicos naturais –, modulam a atividade da amígdala e melhoram a função do córtex motor e sensorial.[6]

Em prol de voltar a se movimentar com frequência, o ideal é começar com caminhadas curtas, prestando atenção no ritmo e na respiração; alongamentos lentos, focando a sensação em vez da amplitude; e com práticas como ioga terapêutica ou *tai chi chuan*.

Se houver insegurança para iniciar, procure um fisioterapeuta ou profissional de educação física com experiência em dor persistente. Ele saberá dosar o esforço, ajustar posturas e orientar a progressão de maneira personalizada. O importante é começar. Mesmo pequeno, o movimento é um sinal de cura.

E, a partir daí, basta progredir o estímulo: o céu é o limite!

HIGIENE DO SONO: PREPARANDO O CORPO PARA SE RESTAURAR

A qualidade do sono impacta diretamente a intensidade da dor. E mais importantes do que a quantidade de horas dormidas são a profundidade e a regularidade do descanso.[7]

A chamada "higiene do sono" é um conjunto de hábitos que favorece um sono restaurador. Ela regula os ritmos biológicos, reduz a excitação cerebral noturna e prepara o sistema nervoso para alternar entre alerta e repouso com mais eficiência. Para aplicá-la, basta inserir algumas práticas à sua rotina, como: estabelecer um horário fixo para dormir e acordar, inclusive nos fins de semana; evitar telas (smartphone, TV, computador) pelo menos uma hora antes de dormir; criar um ritual calmante antes de se deitar, com um banho morno, leitura leve e luz baixa no quarto; evitar estimulantes como café, álcool e refeições pesadas à noite; e manter o quarto escuro, silencioso e arejado.

Caso essas práticas não funcionem sozinhas, um fisioterapeuta integrativo, médico do sono ou terapeuta comportamental pode ajudar a identificar padrões sabotadores de seu sono e a ajustar sua rotina.

CONTATO COM A NATUREZA: A CIÊNCIA DO VERDE NO COMBATE À DOR

A natureza é um potente regulador fisiológico e emocional. Estudos em neurociência ambiental mostram que a simples exposição a ambientes naturais é capaz de reduzir os níveis de cortisol, o hormônio do estresse, melhorar o humor, e estimular o sistema parassimpático, responsável pelo repouso e pela recuperação do corpo.[8]

E o que isso tem a ver com dor? Tudo.

Um sistema nervoso que se sente em segurança diminui a vigilância e reduz o volume da dor. Portanto, é da maior importância inserir em sua rotina caminhadas ao ar livre, prestando atenção nas árvores, no vento e nos sons naturais. Também é interessante separar alguns minutos por dia para se sentar ao sol e observar o céu em silêncio, bem como reservar um espaço em seu lar para cultivar plantas, se possível.

Para quem vive em cidades grandes, vale visitar parques, praças e até usar recursos como vídeos ou sons de natureza de vez em quando - sem que isso substitua com frequência seu contato com o ar livre. O importante é lembrar: seu cérebro responde ao ambiente. E a natureza oferece ao corpo um cenário de repouso e reparo.

VOCÊ PRECISA DE UM CORPO QUE SUSTENTE SUA VIDA

Muitas vezes, a pessoa que convive com dor é orientada a "ser mais forte", no sentido de emergir uma resiliência "do nada", sem estratégia de como produzir essa força na prática, e também a "não se entregar" e "ter mais fé". Mas a verdade é: quem sente dor crônica já é forte apenas por continuar tentando.

O que falta não é coragem, e sim um corpo que dê conta da vida como ela é.

Você pode não conseguir mudar nada em sua vida - os motivos de estresse, as dificuldades, os desafios que tensionam o corpo e a mente. Mas meu papel como reabilitador é revolucionar seu corpo para que ele esteja adequado à rotina que você tem. E, se conseguir também melhorar seus hábitos e estilo de vida, aí sim: você vai colher ainda mais evolução.

Este capítulo foi uma proposta de reconexão. De compreender a dor com novos olhos, de tratá-la com inteligência, compaixão e ciência. Porque não existe um corpo errado - existe um corpo que precisa ser escutado.

E, quando o corpo é escutado, ele para de gritar.

PORQUE NÃO EXISTE UM CORPO ERRADO – EXISTE UM CORPO QUE PRECISA SER ESCUTADO. E, QUANDO O CORPO É ESCUTADO, ELE PARA DE GRITAR.

CAPÍTULO 12

O REPOUSO COMO TRATAMENTO DA DOR

Já escrevi algumas palavras sobre repouso e dor, mas, ao chegar a este momento do livro, me veio a inquietude: o repouso é uma das maiores questões da dor aguda e crônica, portanto merece uma atenção um pouco mais profunda para você não ter mais dúvidas de que, ao contrário do que o título deste capítulo implica, ele não é tratamento. E quero aqui agrupar traduções científicas que comprovam isso.

REPOUSO: O VELHO VILÃO DISFARÇADO DE CONSOLO

Se você já sentiu dor, em especial uma dor persistente, é quase certo que ouviu um conselho comum: "É melhor repousar". O sofá vira o templo; a cama, o refúgio. E o movimento? Ah, esse passa a ser visto como ameaça. Mas eis o paradoxo cruel: o repouso que parecia aliviar no início começa, silenciosamente, a roubar sua força, mobilidade, liberdade... e seu futuro.

Dor e medo andam de mãos dadas. E o medo costuma paralisar. A crença de que repousar é o caminho mais seguro nasce da tentativa honesta de se proteger, mas a ciência tem nos mostrado que, em se tratando de dor musculoesquelética crônica, essa proteção é uma cilada. Um alívio que pode custar caro.

Nos primeiros dias após um trauma ou uma lesão, o repouso pode ter um papel estratégico, como em uma fratura grave ou em pós-operatórios com indicação médica. Contudo, mesmo nesses casos, a recomendação de imobilização é tática – pelo tempo necessário para regenerar a fratura, por exemplo, mas com um nível de mobilidade ótima que mantenha demais tecidos do corpo protegidos do desuso.

Porque o corpo, na verdade, *odeia* ficar parado por muito tempo.

Quando você repousa demais, o cérebro começa a interpretar que aquela área do corpo não precisa mais ser usada. O circuito neural que regula a força, o tônus e o movimento começa a "esfriar". Músculos se atrofiam, articulações perdem mobilidade, o sistema cardiovascular desacelera e até o limiar da dor diminui – ou seja, qualquer estímulo vira um incômodo maior do que realmente é.

Na prática, você vira alguém com mais dor por fazer menos – e que faz menos porque sente mais dor. Um verdadeiro círculo vicioso.

Os maiores pesquisadores da área da dor vêm apontando, há mais de dez anos e com robustez metodológica, que o repouso prolongado agrava a dor e prolonga a incapacidade.

Um dos estudos mais citados da última década, publicado no periódico *The Lancet*, traz uma revisão das diretrizes clínicas mundiais sobre dor lombar.[1] A conclusão é clara: deve-se evitar o repouso em cama e encorajar a volta do paciente à atividade física o mais breve possível.

Além disso, como vimos, o exercício físico pode servir como analgésico, e esse fato foi atestado por uma revisão que compilou dezenas de estudos sobre exercício físico para dor crônica, como fibromialgia, dor lombar e artrose.[2] O resultado mostrou que a prática regular de exercícios melhora a intensidade da dor, a função física e a qualidade de vida. O repouso, em contraste, não revelou benefício clínico sustentado. Ainda, uma

DOR E MEDO ANDAM DE MÃOS DADAS. E O MEDO COSTUMA PARALISAR. A CRENÇA DE QUE REPOUSAR É O CAMINHO MAIS SEGURO NASCE DA TENTATIVA HONESTA DE SE PROTEGER, MAS A CIÊNCIA TEM NOS MOSTRADO QUE, EM SE TRATANDO DE DOR MUSCULOESQUELÉTICA CRÔNICA, ESSA PROTEÇÃO É UMA CILADA. UM ALÍVIO QUE PODE CUSTAR CARO.

metanálise publicada no *European Spine Journal* reforçou que o repouso está associado a piores desfechos funcionais e maior risco de cronificação da dor, afirmando que não há qualquer evidência que apoie o repouso como estratégia primária em dor musculoesquelética, pois ele está mais associado a medo, evitação, depressão e pior prognóstico funcional.[3]

Contudo, de fato há momentos em que o repouso orientado, por períodos específicos, é necessário. Mas esses momentos são raros e bem definidos. Algumas das indicações reais de repouso temporário são casos de fraturas instáveis, lesões neurológicas agudas com déficit motor significativo, infecções articulares ativas, doenças reumatológicas em fase aguda e pós-operatórios com contraindicação a carga ou movimento.

De todo modo, mesmo nesses casos o foco é sempre retomar o movimento o mais rápido possível, com segurança e orientação, e manter todo o sistema locomotor restante (que é muita coisa!) em movimento, com ou sem auxílio profissional.

O REPOUSO COMO ALIMENTO DA DOR

A dor crônica não é apenas uma questão muscular ou articular. É um problema que envolve circuitos cerebrais.

O movimento é uma das únicas "ferramentas" conhecidas que atuam simultaneamente em três frentes, reduzindo a sensibilização central – e, portanto, promovendo uma hiperativação do sistema nervoso –, aumentando a liberação de endorfinas e reativando mapas motores no cérebro, o que reprograma a percepção da dor.

Não à toa, pessoas com dor crônica frequentemente relatam: "Só piora quando fico parado", "A dor me trava", "Fico mais enrijecido no sofá do que andando". Isso não é coincidência. É neurociência. Afinal, repousar demais provoca redução do limiar de dor, aumento da percepção negativa do corpo, descondicionamento cardiovascular e muscular, perda de autonomia e autoestima, bem como agravamento de ansiedade e depressão. Cada um desses fatores é, por si só, um combustível para a dor. Juntos, são explosivos.

A METÁFORA DA BICICLETA: MOVIMENTO É EQUILÍBRIO

Você já tentou manter uma bicicleta parada em pé sem apoio? Ela cai. Mas quando você pedala, ela se sustenta. Assim é o corpo com dor. Parado, perde-se o equilíbrio físico, emocional e funcional. Em movimento, os sistemas se reintegram, se regulam, se curam. O repouso prolongado desorganiza a rede que sustenta o ser humano em sua plenitude.

Se é a dor que o paralisa, permita que o movimento o liberte.

Não estou dizendo que será fácil. Que sair da cama será prazeroso logo no início. Mas estou dizendo que essa é a rota. A única com respaldo científico consistente. A única que coloca você no centro da reabilitação, não como paciente passivo, mas como protagonista.

Repouso é alívio que aprisiona. Movimento é desconforto que liberta.

A escolha é sua. Mas, agora, você tem o conhecimento em mãos.

HISTÓRIAS REAIS DE CASOS QUE PASSARAM POR MINHAS ORIENTAÇÕES: OS QUE VOLTARAM A ANDAR PORQUE DECIDIRAM SAIR DO SOFÁ

MARIA, 67 ANOS, FIBROMIALGIA

Maria Lúcia, chamada desde a infância de Malú, é minha mãe. Por anos a fio, pulou de médico em médico. Receitas, repousos, frustrações. Até que ouviu de mim, ainda estudante de Fisioterapia, que se mexer podia ajudar. Começou caminhando pelo quarteirão. Depois até a loja de flores da família, distante dez quarteirões, voltando de carro com seu marido – meu pai –, Jorge. Depois, passou a ir e voltar a pé. Meses depois, não tomava mais três dos quatro remédios que usava. Não porque a dor “sumira”, mas porque ela havia mudado. Mudou sua confiança, sua força, sua rotina.

CARLOS, 48, DOR LOMBAR CRÔNICA

Inspetor de alunos, afastado do trabalho há meses, Carlos passava horas deitado. Quando ouviu que precisava se mexer, se irritou. Mas tentou. Primeiro foi a um tratamento específico de fisioterapia. Em dois meses, associou o Pilates e, logo em seguida, a caminhada. A cada semana, sentia menos medo.

A cada mês, mais movimento. Em menos de um ano, voltou ao trabalho. Voltar ao corpo foi voltar à vida.

Quem sabe com essas histórias você não se convença mais ainda de que existe um caminho pavimentado por soluções coerentes e eficazes para a maioria dos casos de dores? Neste livro, eu lhe apresentei as informações para deixar o poder de mudança e resolução em suas mãos.

Maria e Carlos não são lendas. São gente de carne, osso e esperança – como você. As histórias deles nos lembram de que o caminho da superação raramente é reto, mas sempre é possível quando a gente escolhe se levantar, mesmo que devagar, mesmo que tremendo. E é com esse espírito que o convido ao próximo capítulo: um mergulho nas cicatrizes e conquistas de outras vidas reais. Gente que caiu, duvidou, parou..., mas continuou. Gente que ousou dar um passo, mesmo quando tudo doía. Porque cada passo, mesmo o mais tímido, é uma declaração de guerra contra a estagnação. Vamos juntos conhecer essas jornadas. Que elas sejam combustível para a sua!

CAPÍTULO 13

A VIDA DE QUEM DECIDIU SEGUIR

Primeiro, um aviso: os nomes utilizados no decorrer dos dois relatos a seguir são completamente fictícios, em prol de proteger a privacidade dos pacientes. Mas suas jornadas são reais, e hoje eles vivem uma vida sem dor, assim como você também pode viver.

IRENE: MOTIVAÇÃO PARA TRANSFORMAR DOR EM MOVIMENTO

Irene tem 51 anos. É uma mulher que carrega um histórico de dor que se prolonga por mais de uma década. Desde os 41, convive com um diagnóstico pouco entendido por muitos e ainda subestimado por outros tantos: fibromialgia. Durante anos, foi de consulta em consulta, colecionando exames de imagem normais, laudos que diziam não haver "nada de errado", mesmo quando o corpo gritava o oposto.

As dores eram difusas, migravam pelo corpo, vinham acompanhadas de fadiga, sono leve e perturbado, dificuldades cognitivas e, com o tempo, tristeza. A depressão chegou silenciosa e, com ela, uma sensação constante de incapacidade.

Foi somente aos 51 anos, em uma nova avaliação com um médico e um fisioterapeuta especializados em dor crônica, que ouviu algo diferente: ela poderia melhorar. E mais: o movimento não era perigoso. A dor, embora real, não significava dano ou destruição. Mesmo com dor, o corpo poderia se adaptar se ela conseguisse manter-se ativa.

Ela ouviu sobre o potencial terapêutico do exercício físico. Sobre como ele poderia modular a dor, melhorar o sono, estabilizar o humor, aumentar sua sensação de controle. E também ouviu algo que mudaria sua trajetória:

A DOR, EMBORA REAL, NÃO SIGNIFICAVA DANO OU DESTRUIÇÃO. MESMO COM DOR, O CORPO PODERIA SE ADAPTAR SE ELA CONSEGUISSE MANTER-SE ATIVA.

ela teria o poder de escolher por onde começar. Caminhadas, corrida leve, musculação ou o que mais a tocasse. O ponto principal é que ela precisava agir. E, para isso, precisava estar motivada.

Compreender a importância da atividade física não foi difícil para Irene. O difícil era calçar o tênis e sair de casa. As manhãs chegavam com rigidez muscular, sensação de peso nos membros, angústia sem nome. A mente dizia "Eu sei que preciso", mas o corpo e o emocional respondiam "Não consigo". Esse é o grande abismo entre o conhecimento e a prática.

E é aqui que a psicologia da motivação lança luz: motivação não é apenas o desejo de fazer algo. É a energia psicológica que impulsiona o comportamento.

Essa energia pode vir de diferentes fontes – algumas mais sustentáveis que outras. A motivação pode emergir de duas maneiras: extrínseca, baseada em recompensas externas, como elogios, metas estéticas ou alívio imediato; e intrínseca, baseada em valores pessoais, propósito, prazer na atividade ou sensação de competência e autonomia.

No início da jornada, a motivação extrínseca pode ser útil. Mas para manter o hábito de se movimentar apesar da dor, é a motivação intrínseca que sustenta o caminho. E ela precisa ser cultivada com estratégia, acolhimento e ciência.

OS TRÊS PILARES DA MOTIVAÇÃO DURADOURA

Três elementos são fundamentais para que a motivação intrínseca floresça e se sustente:

- **Autonomia:** a pessoa precisa sentir que tem poder de escolha. Quando Irene ouviu que poderia decidir com qual exercício começar, seu cérebro recebeu um sinal de liberdade, e isso fortaleceu seu engajamento.

- **Competência:** o paciente precisa sentir que é capaz. Por isso, os exercícios foram adaptados a partir do que Irene já conseguia fazer, com pequenas vitórias sendo celebradas.
- **Pertencimento:** sentir-se apoiada por profissionais e familiares reforçou para Irene que valia a pena investir em si mesma. Ela deixou de se ver como um corpo doente para começar a se ver como alguém em construção.

Esses três elementos, quando foram respeitados, transformaram a adesão ao exercício em um processo de fortalecimento pessoal. O corpo mudou, mas foi a mente que começou a florescer primeiro.

Por exemplo, Irene, de início, não se achava capaz de fazer uma caminhada até a esquina. Mas após dias com metas graduais e apoio verbal de seu fisioterapeuta, ela começou a perceber que conseguia, sim. Esse foi o momento da virada.

Isso é a autoeficácia – a crença que temos sobre nossa capacidade de agir em determinadas situações. Ela é construída de quatro formas: experiência de sucesso (mesmo pequena); observação de outras pessoas em situações semelhantes progredindo; incentivo verbal (reconhecimento genuíno); e regulação emocional, reduzindo ansiedade e insegurança.

Quanto mais Irene se movia, mais seu cérebro dizia: "Sou capaz". E quanto mais ela se sentia capaz, mais se movia. Um círculo virtuoso, oposto ao ciclo da dor.

ESTRATÉGIAS PRÁTICAS PARA DESPERTAR E MANTER A MOTIVAÇÃO

A motivação, especialmente em pessoas com dor crônica, não é uma linha reta. Ela oscila, some, reaparece. Por isso, criar um ambiente favorável é tão importante quanto a intenção. A seguir, veja algumas estratégias que Irene usou para transformar intenção em hábito.

- **Comece com metas pequenas e realistas**: uma caminhada de cinco minutos já é um passo. O importante é ter vitórias possíveis e frequentes. Pequenas conquistas ativam o sistema de recompensa do cérebro e alimentam a motivação.

- **Escolha a atividade mais prazerosa, não a mais "eficiente"**: Irene escolheu a corrida porque se lembrava do quanto gostava de correr quando jovem. Mais tarde, adicionou musculação. O ponto de partida deve ser o gosto pessoal, e não a planilha perfeita.
- **Monitore os avanços de modo não punitivo**: registre o que conseguir fazer, com o tempo, a intensidade e a frequência, e celebre progressos. Isso ajuda o cérebro a associar o comportamento à evolução real.
- **Crie rotinas fixas**: defina horário, local e até deixe as roupas separadas para o exercício. Reduzir a necessidade de decidir a cada dia economiza energia mental.
- **Inclua alguém no processo**: seja convidando amigos, juntando-se a grupos ou contratando profissionais. A presença do outro fortalece o comprometimento e reduz a sensação de isolamento.
- **Antecipe os obstáculos**: dor, preguiça e desânimo virão. Planejar o que fazer nesses dias ajuda a não desistir. Pode ser reduzir a intensidade, mudar o horário ou apenas caminhar lentamente.
- **Visualize sua versão futura**: quem você quer ser? Como você quer se sentir daqui a seis meses? Visualizar a pessoa que se está se tornando alimenta a motivação com propósito.

QUANDO O MOVIMENTO SE TORNA IDENTIDADE: A VIRADA DE IRENE

Irene começou caminhando uma quadra. No início, as dores pareciam aumentar. Mas ela estava informada: isso não significava que seu corpo estivesse sendo danificado. O fisioterapeuta havia explicado que o sistema nervoso poderia reagir com alarme nas primeiras semanas, mas que isso passaria.

E passou. Então, ela continuou. Passou a correr curtas distâncias. Um dia, comprou um par de tênis melhor. Depois, matriculou-se em uma academia. Sentia-se diferente. Forte. Autônoma. Começou a dormir melhor, reduziu os episódios de dor, retomou o convívio com amigos e um dia participou de sua primeira prova de corrida de rua de 5 quilômetros. Terminou em último lugar, mas terminou sorrindo.

Hoje, ela pratica corrida três vezes por semana. Nos outros dias, faz musculação, com foco em força e prevenção. Não porque recebeu ordens, mas porque agora se vê como alguém ativa. O movimento deixou de ser remédio e virou parte de quem ela é.

Motivação não é entusiasmo passageiro. É um processo construído, sustentado e alimentado com ciência e afeto. Para quem vive com dor, compreender os mecanismos da motivação pode ser tão transformador quanto entender os mecanismos da dor.

Irene descobriu que sua dor era real, mas que ela não era um corpo quebrado. Aprendeu que ação e dor podem coexistir, e que é possível encontrar prazer, saúde e liberdade mesmo com um histórico de sofrimento.

O que iniciou com dúvida e medo hoje pulsa com potência.

E, para concluir esta seção, vou dividir com você algo poderoso e científico que digo a todos os meus pacientes com fibromialgia.

Sabendo que a fibromialgia é uma doença com dor sem lesão, o que acontece é que o cérebro do paciente está hipersensível e, por algum motivo, entende que o corpo está em perigo o tempo todo e manda dor de maneira desorientada, normalmente quando o corpo é movimentado. Mesmo não tendo lesão, a dor é real e incapacitante.

Só que não ter lesão nos abre uma porta: a de tentar encontrar uma exposição inicial ao exercício que seja tolerável – não sem dor, mas tolerável, que permita repetir os estímulos mais vezes na semana. Uma vez feito isso, o sucesso é praticamente inevitável: é só aumentar um pouco o estímulo de tempos em tempos e progredir. Sem medo de errar. Sentiu um pouco mais de dor ao subir o estímulo? Sem problemas, volte ao patamar anterior e persista nele até conseguir subir para outra carga superior. Quanto progredir? Sugiro aumentar, a cada sete ou quinze dias, 10% do volume do que esteja fazendo, seja no peso ou nos metros de caminhada.

Confie. Esta é a receita para dessensibilizar o corpo – e vale tanto para as dores crônicas primárias, como a fibromialgia, quanto para qualquer outra dor. A sequência **carga inicial → constância → acomodação do sofrimento → progressão da carga → constância → acomodação do sofrimento →...** é como vamos remodelando corpo e mente.

Que este capítulo sirva como farol para quem ainda hesita em dar o primeiro passo. E como abraço para quem já está no caminho, mas necessita de um lembrete: você não precisa estar motivado para começar. Mas, se começar, a motivação virá.

CARLOS: O CORPO EM SILÊNCIO QUE GRITOU

Eu me lembro exatamente da expressão de Carlos quando entrou na sala sem me olhar nos olhos. Sentou-se na ponta da cadeira, como quem teme ocupar muito espaço – ou como quem acredita que o corpo que ocupa já é um erro. Tinha 37 anos, rosto pálido, barba malfeita, as mãos inquietas e uma energia de urgência contida. Estava vivendo o luto da perda da confiança no próprio corpo.

— Dói muito, doutor. Aqui ó, nas costas. Mas o pior mesmo... é essa queimação que desce pela perna. Vai até o calcanhar. Formiga. Arde. E parece que tem um fio desencapado dentro de mim.

Era uma terça-feira comum quando tudo começou. Ele acordou com uma fisgada violenta que atravessava o glúteo e descia até o pé. Tentou se levantar, mas caiu sentado. A dor não era apenas física – era o colapso de um cotidiano meticulosamente construído. Carlos era bancário, passava mais de nove horas por dia sentado diante de duas telas, mergulhado em relatórios e metas. Tinha três filhos pequenos, uma esposa parceira e uma rotina milimetricamente cronometrada entre trabalho, trânsito, supermercado e afazeres noturnos. O corpo, coitado, era apenas o veículo que sustentava sua mente eficiente.

No primeiro dia, insistiu em ir trabalhar. Tomou um analgésico. No segundo, não conseguiu dirigir. No terceiro, foi levado ao pronto-socorro pela esposa. Mal conseguia se sentar e, ao se deitar, travava os dentes para não chorar.

Fato é que poucas experiências humanas são tão universais quanto sentir dor nas costas. Estudos epidemiológicos indicam que entre 75% e 84% das pessoas no mundo – principalmente habitantes de países de alta renda – vão, em algum momento da vida, sofrer de dor lombar.[1] No Brasil, a realidade não é diferente: a dor lombar lidera os rankings de queixas musculoesqueléticas, afetando cerca de 60% da população em algum grau.[2] Mas não é só a alta prevalência que impressiona – é o peso financeiro e social que ela carrega. Estima-se que a dor lombar seja uma das principais causas de afastamento do trabalho, gerando bilhões em custos anuais com tratamentos, licenças médicas e perda de produtividade. No mundo, dores musculoesqueléticas, incluída a lombar, ocupam o topo do Global Burden of Disease, relatório que mede o impacto das doenças em anos de vida com incapacidade (*Years Lived with Disability* – YLD).[3] Por trás dessa epidemia, porém, existe uma boa notícia que poucos divulgam: a maioria esmagadora dos casos de dor lombar é inespecífica e autolimitada – ou seja, não está associada a lesões graves ou doenças estruturais relevantes.

Mas, voltando ao caso de Carlos, logo veio o laudo de seu exame de imagem: "hérnia de disco extrusa em L5-S1, com compressão da raiz S1, contato com saco dural". E, com ele, a sentença que Carlos jamais esqueceria:

— Seu caso é cirúrgico. Podemos encaminhar ao neuro.

Essa frase, curta e cortante, é uma das que mais encontramos nos relatos dos pacientes que nos procuram com dor lombar com irradiação. Ela pode marcar o início de um medo que paralisa mais que a dor em si. Estudos recentes mostram que frases médicas alarmistas – sem contextualização e sem explicação funcional – aumentam o risco de cronificação da dor.[4]

Carlos caiu no abismo da internet. Buscou fóruns, vídeos, casos de insucesso. Leu que pessoas com hérnias precisam passar por operações e parar com excessos, sem explicação alguma do que é considerado excesso! Leu que dor é sinal de destruição. Começou a dormir mal, chorar escondido, se medicar por conta própria. A dor foi tomando o lugar de sua identidade.

Foi a esposa quem propôs uma segunda opinião – com um médico especialista em dor que, pela primeira vez, olhou para Carlos, e não apenas para sua imagem de ressonância. A avaliação mostrou uma surpresa que ele ainda não entendia: não havia perda de força muscular significativa. Não havia déficits sensitivos graves. Não havia alterações nos reflexos. A função estava preservada, apesar da dor intensa.

— Carlos, seu corpo está ativo. Seu sistema nervoso está reagindo, e reagindo em excesso. Mas você está a tempo. Muito a tempo.

Encaminhado por esse médico, Carlos foi até meu encontro.

Na primeira sessão, minha missão era uma só: desarmar o medo. Carlos estava em modo de defesa, com o sistema nervoso hiperalerta, o corpo tenso como um arco retesado. A dor estava viva, mas o medo da dor era maior. Era preciso, antes de tudo, educar – com acolhimento.

Expliquei calmamente que, sim, havia uma hérnia. Mas que hérnia não é sentença, e que muitos estudos mostram pessoas com hérnias semelhantes, ou piores, sem dor alguma.[5] Que dor é uma experiência construída – e que o cérebro pode desaprender a sentir dor crônica quando é ensinado a se sentir seguro novamente.

Mostrei artigos, imagens, analogias. Falei sobre a neuroplasticidade, a capacidade do cérebro de mudar e se adaptar. Isso significa que ele pode aprender coisas novas, reorganizar conexões e até "desaprender" dores antigas, criando caminhos diferentes para funcionar melhor. Expliquei o que é sistema nervoso central – o "centro de comando" do corpo, formado pelo cérebro e pela medula espinhal e responsável por sentir, pensar, controlar os movimentos e reagir à dor, e como esse sistema pode ficar superprotetor. Também contei que o movimento pode ser o remédio mais poderoso para acalmá-lo – desde que progressivo, respeitoso e contínuo.

— Se eu soubesse disso antes, já teria voltado a me mexer — ele disse, ao final da conversa.

A partir dali, começamos um plano com base em três pilares: educação em dor, exposição gradual ao movimento e reconexão com o corpo.

As primeiras sessões foram quase silenciosas. Movimentos sutis, em posições seguras. Respiração diafragmática. Mobilidade de pelve. Visualização motora. Eram convites – não comandos. Porque o sistema nervoso de Carlos não precisava ser forçado, mas convencido, gentilmente, de que não estava mais em perigo.

Na terceira semana de tratamento, Carlos chegou sorrindo. Um sorriso contido, mas real. Contou que havia conseguido dormir em três noites seguidas. Disse que voltara a dirigir até a escola das crianças. O gesto mais simples – sentar-se no carro e apertar os pedais – havia se tornado um marco de vitória.

Foi nesse momento que intensificamos o trabalho. Introduzimos exercícios ativos nas posturas que chamamos tecnicamente de "cadeia cinética fechada", ou seja, os pés apoiados no chão, ainda sem movimentos das pernas soltas no ar, focando trabalhar glúteos e "soltar" a coluna, com treinos de movimentações. Os elásticos começaram a entrar na rotina. A bola suíça virou parceira. E com ela vieram os primeiros agachamentos parciais. Nada heroico. Mas tudo simbólico.

A ciência chama isso de exposição gradual funcional com reconceitualização da dor – e há evidências robustas de que esse modelo reduz o medo e melhora a função.[6] E o que eu via diante de mim era isto: o medo se curvando diante da informação e do movimento.

Mas a dor, essa danada, não se retira tão fácil.

Na quarta semana, após um final de semana mais ativo – caminhadas com os filhos, uma volta no parque, a tentativa de arrumar o baú da garagem –, Carlos chegou diferente. Ombros baixos, semblante abatido.

— A dor voltou. Achei que tinha piorado tudo.

Ali estava outro momento crucial da reabilitação: o reconhecimento do retrocesso sem culpa.

Eu me sentei ao lado dele. Expliquei que o sistema nervoso em processo de dessensibilização oscila, que o corpo sente e testa os limites, e que nem toda dor é sinal de dano. Mostrei isso com gráficos, com estudos, com empatia. Ele ouviu. Respirou. Disse:

— Então eu não estraguei tudo?

— Não — respondi. — Você apenas está reconfigurando seu alarme interno. Isso também faz parte.

Essa conversa não foi só emocional. Foi estratégica. Estudos mostram que pacientes com dor crônica precisam de validação e educação repetida e integrada à prática, não só à teoria.[7]

Na sessão seguinte, voltamos alguns passos. Reduzimos a carga. Adaptamos o estímulo. Dor respeitada, movimento preservado. E assim avançamos.

Na sexta semana, Carlos já se exercitava com mais confiança. Passamos a trabalhar com resistência leve em exercícios de cadeia posterior, a parte de trás da coxa – ponte pélvica, levantamento de pesos do chão com halteres pequenos.

Revisamos juntos como ele estava se movimentando – percebi que fazia os exercícios com muita rigidez, como se o corpo ainda estivesse em estado de alerta. A dor o havia ensinado a se proteger demais, a contrair tudo ao menor esforço, como se cada gesto fosse perigoso. Então começamos a reconstruir seus movimentos mais básicos, como agachar, levantar e girar o tronco, de modo mais leve e coordenado. Fui ensinando, pouco a pouco, como ativar os músculos certos na hora certa, sem tensão desnecessária. Incluí também exercícios de equilíbrio, para que a instabilidade de superfícies como discos e *bozus* pudessem "forçar" o soltar da hipertensão do tronco, sempre de frente ao espaldar, para ele ter onde segurar e se sentir melhor.

Além disso, passei tarefas em que o corpo precisava se equilibrar enquanto se movimentava em cruz – levando um braço para um lado e a perna para o outro, simulando o que fazemos no dia a dia, como pegar algo no chão ou segurar uma criança. Esse tipo de treino, feito com paciência e precisão, ajudou Carlos a confiar novamente no próprio corpo. Aos poucos, ele foi percebendo que movimento não é inimigo – é libertação.

Começou a rir nas sessões. Falava mais dos filhos do que da dor. A atenção dele havia mudado de lugar. Não era mais o corpo que comandava o dia – era a vida, de novo, que ditava o ritmo.

Na oitava semana, ele me surpreendeu:

— Rogério, consegui correr 500 metros. Senti uma pontadinha... mas não parei.

Aquilo era mais do que um teste físico. Era uma afirmação de pertencimento.

Todo esse trabalho mostra que não bastam exercícios de fortalecimento para esmaecer ou extinguir a dor: também são necessários exercícios com foco em diminuir o medo de executar movimentos, os chamados protocolos de "exercício como exposição", validados por estudos randomizados para dor lombar crônica em que o exercício é usado não apenas para fortalecimento, mas também para reprogramar respostas de medo e fuga e melhorar memórias dolorosas.[8]

A partir daí, Carlos ganhou corpo. Em todos os sentidos.

Na décima semana, ele estava diferente. Os olhos – antes em alerta constante – agora observavam o próprio corpo com mais curiosidade do que medo. Ele já fazia exercícios de força com halteres leves, se agachava com segurança e retomava o controle da respiração mesmo diante de pequenas pontadas.

Mas o ponto de virada mais marcante não foi físico. Foi quando ele disse, durante uma pausa:

— Antes eu achava que meu corpo tinha quebrado. Hoje eu vejo que ele estava gritando por atenção.

Essa frase não saiu do nada. Ela foi fruto de um processo lento, construído em cada sessão, com cada explicação sobre o papel do sistema nervoso na dor crônica. Mostrei a ele como a dor pode ser mantida não pela lesão, mas por um sistema de defesa hiperativo, resultado de experiências, crenças, estresse e inatividade.[9]

A neuroeducação que oferecemos não era feita com jargões, mas com metáforas, imagens reais, exemplos da própria vida dele. Falamos sobre como a dor é igual a um sensor de fumaça que continua tocando mesmo quando o incêndio já foi apagado. E como o movimento pode ser o melhor botão para regular esse sistema de alarme. Esse tipo de abordagem – chamado de *pain neuroscience education* – é apoiado por diversos ensaios clínicos randomizados que mostram melhora na catastrofização, no medo do movimento e na qualidade de vida, especialmente quando combinado com exercícios.[10]

Foi também nessa fase que conversamos mais abertamente sobre as angústias dele como pai. Carlos havia evitado por semanas comentar que não conseguia mais brincar com os filhos no chão. Tinha vergonha. Sentia-se menos homem. Menos útil. A dor era também moral.

— Sabe o que é pior, Rogério? Não é nem a dor. É pensar que eu não vou conseguir ser o pai que sonhei ser.

Naquele dia, a sessão foi quase só escuta. Porque reabilitar também é permitir espaço para a dor que não é física.

Ao final do terceiro mês, Carlos fez seu primeiro agachamento com barra leve. Era mais do que um exercício. Era um rito de passagem. Estava de volta ao próprio corpo.

A recuperação dele não foi linear. Houve dias de medo, dúvidas e até recaídas leves. Mas ele agora sabia o que fazer. Sabia que o repouso absoluto era um atraso. Que a dor flutuante era normal. Que parar de se mover era entregar ao medo a autoridade sobre sua vida.

SILÊNCIO NOS GLÚTEOS, GRITO NOS PARAVERTEBRAIS: UM DESEQUILÍBRIO QUE CUSTA CARO

Um ponto fundamental que foquei no caso de Carlos e acabo enfatizando nos casos que chegam até mim com dores lombares, independentemente do mecanismo da dor, com lesão ativa ou não, é a atenção às repercussões da dor nos glúteos e na musculatura do tronco e da coluna.

Pesquisas de alta qualidade mostram que pessoas com dor lombar inespecífica frequentemente apresentam hipoatividade dos músculos glúteos (sobretudo o glúteo máximo) associada a hiperatividade dos músculos paravertebrais lombares, que acompanham toda a coluna dos dois lados nas costas.[11] Em termos simples: os glúteos, que deveriam ser os grandes protagonistas na sustentação e na movimentação do quadril e da lombar, "silenciam-se", enquanto os músculos da coluna, que deveriam atuar como coadjuvantes estabilizadores, gritam, assumindo uma carga excessiva.

Esse padrão foi demonstrado em diversos estudos usando eletromiografia, que revelaram: redução do recrutamento do glúteo máximo e médio em movimentos como extensão do quadril, agachamento e caminhada; aumento da atividade dos músculos paravertebrais; e padrões alterados de coordenação muscular. Essa disfunção gera um círculo vicioso: a coluna sobrecarrega-se, acumula tensão, e o movimento corporal se torna cada vez mais protetor e rígido – o que, ironicamente, perpetua a dor em vez de proteger o corpo.

Vários fatores contribuem para essa inversão de papéis: sedentarismo, medo do movimento ou até fobia de realizar certas tarefas, e adaptações motoras inconscientes. Importante destacar: a hipoatividade glútea e a hiperatividade paravertebral não são lesões. São padrões adaptativos reversíveis, que melhoram com programas adequados de reabilitação focados em reeducação motora e fortalecimento progressivo.

A boa notícia é que o corpo é incrivelmente adaptável. Estudos mostram que intervenções baseadas em movimento – como treinamento de força, exercícios específicos para o quadril, educação em neurociência da dor e exercícios de controle motor – podem reverter esses padrões de disfunção.[12] Fortalecer os glúteos, melhorar a coordenação do quadril e restaurar a confiança no movimento não apenas reduzem a sobrecarga lombar, mas também devolvem autonomia e qualidade de vida às pessoas.

Sendo bem simplista, mas sem deixar de ser científico: se você buscar na internet uma sequência de exercícios para mobilidade de tronco e trabalho de glúteos, e começar a realizá-los dentro do que você consiga, montando um plano diário com essas tarefas para aumentar a atividade dos glúteos e diminuir a atividade inconsciente dos músculos do tronco, já estará em um excelente programa de reabilitação lombar por autogestão. Se essa primeira linha de atuação falhar, pois nada nas ciências da saúde é infalível, será necessário buscar ajuda extra de um profissional.

Lembrando que dor lombar não é somente produzida por um desequilíbrio de glúteos e tronco. Neste livro, a multifatorialidade das construções dolorosas já está nítida; portanto, você já sabe que focar os primeiros esforços para melhorar as funções dessas regiões faz com que também sejam abordadas questões psicológicas, com você se expondo ao movimento e reprogramando seus pensamentos, deixando-os menos hostis sobre o que lhe acontece. Fazer isso é dar suporte físico às tensões do contexto que perturbam a mente e reverberam no corpo, é ajudar a dar condições de o cérebro ficar menos sensível e deixar de entender aquela região que dói como frágil, bem como rearranjar suas emoções, concedendo mais espaço à coragem do que ao medo. Tudo a partir desse trabalho de organização de glúteos e tronco.

ELE ENTENDEU QUE O MAIS IMPORTANTE NÃO ERA ELIMINAR A IMAGEM DA RESSONÂNCIA. ERA RECONSTRUIR A IMAGEM QUE FAZIA DE SI MESMO.

Assim, a mensagem que desejo deixar é clara: a dor lombar, na maioria dos casos, não é um sinal de dano irreparável, mas sim um convite para reeducar o corpo, fortalecer os protagonistas certos e silenciar os alarmes desnecessários.

Carlos voltou a brincar no chão da sala. Voltou a correr. Voltou a rir.

Hoje, ele treina três vezes por semana. Corre com os filhos. Volta do trabalho caminhando sempre que pode. Ainda tem uma hérnia – mas ela perdeu o poder. Porque ele entendeu que o mais importante não era eliminar a imagem da ressonância: era reconstruir a imagem que fazia de si mesmo.

CAPÍTULO 14

O PRIMEIRO PASSO PARA A AUTONOMIA COMEÇA AGORA

Durante toda esta jornada, falamos sobre músculos, ossos, nervos, cérebro. Falamos sobre medo, crenças, memórias e movimento. Mas, acima de tudo, falamos sobre você – e sobre o poder que existe aí dentro. Um poder muitas vezes sufocado por diagnósticos alarmistas, por conselhos ultrapassados, por tratamentos que trataram tudo, menos o que realmente importava: sua história, sua autonomia, sua capacidade de decidir o que faz sentido para seu corpo.

O que você leu aqui não é só um conjunto de capítulos. É um caminho construído com base nas melhores evidências científicas disponíveis, mas também pavimentado com histórias reais, com tropeços e superações, com lágrimas de frustração e sorrisos de conquista.

Porque viver com dor não é uma sentença. É um desafio – e desafios podem ser enfrentados, superados, transformados.

E não falo isso de um lugar distante. Falo como alguém que passou anos estudando a dor, mergulhando na ciência, atendendo pacientes, ouvindo vidas, sentindo o peso de cada relato. Falo como alguém que já viu o brilho voltar aos olhos de quem acreditava que viver com dor era apenas sobreviver. E que agora caminha, dança, pedala, brinca com os netos ou volta a subir escadas sem medo. Falo como quem acredita – porque viu acontecer – que o sofrimento físico é treinável.

A ciência é clara: o corpo é treinável. A dor é modificável. A vida é adaptável.

Nos últimos dez anos, estudos de alto impacto vêm mostrando que o corpo humano tem uma notável capacidade de recuperação, mesmo diante de dores persistentes. Intervenções como exercícios graduais, reeducação em dor e mudanças no estilo de vida têm se provado mais eficazes que muitos tratamentos passivos. A resiliência física e emocional pode ser desenvolvida. E você não precisa estar livre de dor para começar – mas precisa começar para, aos poucos, se libertar dela.

Não há atalhos. Mas há caminhos seguros.

Ao longo deste livro, eu mostrei que o repouso excessivo pode ser mais danoso que curativo. Que o medo de se mover piora a dor. Que não é o "desgaste no exame" que determina sua vida, mas sim o que você faz com seu corpo a partir de agora. Mostrei que a dor não é um inimigo, mas um sinal. Um sinal que, quando escutado com sabedoria, pode se tornar o ponto de virada.

Você não precisa aceitar a dor como destino. Mas pode aceitá-la como professora.

Ela pode ensinar limites, revelar necessidades escondidas e, principalmente, apontar direções. Muitas vezes, a dor nos indica o que precisa de atenção – não apenas no corpo, mas na forma como conduzimos a vida. Por isso, reabilitar-se não é só curar uma parte do corpo. É transformar a relação com ele.

Reabilitar é um ato de coragem.

É um reencontro.

É um novo pacto com a vida.

Você talvez tenha começado este livro em busca de respostas, de um alívio, de um caminho. E, se chegou até aqui, talvez já tenha entendido que o maior tratamento começa com um olhar diferente. Com a coragem de tentar algo novo. Com a recusa em continuar refém do medo e da incerteza.

Ao longo destas páginas, entreguei a você o que tenho de mais valioso: a combinação entre conhecimento científico rigoroso e a experiência de quem já viu centenas de pessoas reescreverem suas histórias com movimento, informação e autonomia. Entreguei, também, minha missão: fazer que o maior número de pessoas descubra que o corpo pode ser treinado, e que viver com dor não precisa ser sinônimo de viver limitado.

REABILITAR É UM ATO DE CORAGEM. É UM REENCONTRO. É UM NOVO PACTO COM A VIDA.

E, por fim, entrego algo que nenhuma máquina, nenhum remédio, nenhum exame pode oferecer: esperança com base em ciência.

Porque não é ilusão acreditar que você pode melhorar. Ilusão é seguir acreditando que repousar é tratar. Ilusão é achar que a dor define quem você é.

E você, querido leitor, é muito mais do que sua dor.

Eu estarei sempre por aqui, seja nas redes, nos cursos ou em novos livros, reforçando esta mensagem: o sofrimento físico é treinável. Com conhecimento, movimento, suporte e, sobretudo, escolhas consistentes – mesmo que pequenas – todos os dias.

O que vou dizer agora, junto com todo o conhecimento que você adquiriu até aqui, é a minha tese de vida sobre a dor: sucesso no tratamento da dor não é apenas diminuir a sua intensidade. É preciso pensar um pouco além. O primeiro e mais importante indicador de sucesso é impedir a piora da dor, até para permitir que ela diminua no futuro.

Se você praticar os ensinamentos aqui listados, mudando a maneira como enfrenta a dor e adotando o movimento como guia da reconfiguração de suas sensações, ela não vai mais aumentar, apesar de ainda existir. Esse é o início do caminho da resiliência: a melhora das capacidades físicas mesmo sem diminuição da intensidade dolorosa. Esse é o verdadeiro sucesso no tratamento, pois permite que você se habitue à dor – o que não significa ser derrotado por ela, mas fazer tantas coisas com dor que ela passa a perder a importância. Assim, aos poucos, com cada vez mais destreza, você poderá usar o corpo em novas e agradáveis experiências, apesar de sentir certo desconforto enquanto as vive. Você volta ao jogo!

Se me permite lhe deixar uma última semente para florescer aí dentro, que seja esta: às vezes, o conhecimento certo na hora certa muda toda uma trajetória. Você não precisa estar 100% bem para começar. Basta dar o primeiro passo para reequilibrar corpo e mente, e saber que, mesmo com dor, ainda é possível construir uma vida com mais autonomia, clareza e paz.

A transformação começa com um sim. O seu sim.

NOTAS

CAPÍTULO 1

1 DEYO, R. A. *et al.* Overtreating Chronic Back Pain: Time to Back Off? **The Journal of the American Board of Family Medicine**, v. 22, n. 1, p. 62–68, 2009. Disponível em: https://doi.org/10.3122/jabfm.2009.01.080102. Acesso em: 25 jul. 2025.
GENEEN, L. J. *et al.* Physical Activity and Exercise for Chronic Pain in Adults: an Overview of Cochrane Reviews. **Cochrane Database of Systematic Reviews**, v. 4, n. 4, 2017. Disponível em: https://doi.org/10.1002/14651858.CD011279.pub3. Acesso em: 25 jul. 2025.
QASEEM, A. *et al.* Noninvasive Treatments for Acute, Subacute, and Chronic Low Back Pain: A Clinical Practice Guideline from the American College of Physicians. **Annals of Internal Medicine**, v. 166, n. 7, p. 514–530, 2017. Disponível em: https://doi.org/10.7326/M16-2367. Acesso em: 25 jul. 2025.

2 CHENG, J. O. S.; CHENG, S.-T. Effectiveness of Physical and Cognitive-Behavioural Intervention Programmes for Chronic Musculoskeletal Pain in Adults: A Systematic Review and Meta-Analysis of Randomised Controlled Trials. **PLOS ONE**, v. 14, n. 10, e0223367, 2019. Disponível em: https://doi.org/10.1371/journal.pone.0223367. Acesso em: 25 jul. 2025.
CHOU, R. *et al.* Nonpharmacologic Therapies for Low Back Pain: A Systematic Review for an American College of Physicians Clinical Practice Guideline. **Annals of Internal Medicine**, v. 166, n. 7, p. 493–505, 2017. Disponível em: https://doi.org/10.7326/M16-2459. Acesso em: 25 jul. 2025.
FOSTER, N. E. *et al.* Prevention and Treatment of Low Back Pain: Evidence, Challenges, and Promising Directions. **The Lancet**, v. 391, n. 10137, p. 2368–2383, 2018. Disponível em: https://doi.org/10.1016/S0140-6736(18)30489-6. Acesso em: 25 jul. 2025.

3 BARONI, M. P. *et al.* Implementation of An Online Pain Science Education for Chronic Musculoskeletal Pain in Brazilian Public Health System: Protocol For A Hybrid Type III Randomised Controlled Trial with Economic Evaluation. **BMC Musculoskeletal Disorders**, v. 24, n. 1, art. 277, 2023. Disponível em: https://doi.org/10.1186/s12891-023-06360-7. Acesso em: 25 jul. 2025.
MOSELEY, G. L.; BUTLER, D. S. Fifteen Years of Explaining Pain: The Past, Present, and Future. **The Journal of Pain**, v. 16, n. 9, p. 807–813, 2015. Disponível em: https://doi.org/10.1016/j.jpain.2015.05.005. Acesso em: 25 jul. 2025.

4 VIEIRA, A. S. M. *et al.* Educação em saúde para indivíduos com dor crônica: ensaio clínico. **Brazilian Journal of Pain**, v. 5, n. 1, p. 39–46, 2022. Disponível em: https://doi.org/10.5935/2595-0118.20220013. Acesso em: 25 jul. 2025.

5 INTERNATIONAL ASSOCIATION FOR THE STUDY OF PAIN. Promoting Chronic Pain Self-Management Education. 9 jul. 2021. Disponível em: www.iasp-pain.org/resources/fact-sheets/promoting-chronic-pain-self-management-education/. Acesso em: 30 maio 2025.

CAPÍTULO 2

1 APKARIAN, A. V. *et al.* Human Brain Mechanisms of Pain Perception and Regulation in Health and Disease. **European Journal of Pain**, v. 9, n. 4, p. 463–484, 2005. Disponível em: https://doi.org/10.1016/j.ejpain.2004.11.001. Acesso em: 25 jul. 2025.
BASBAUM, A. I. *et al.* Cellular and Molecular Mechanisms of Pain. **Cell**, v. 139, n. 2, p. 267–284, 2009. Disponível em: https://doi.org/10.1016/j.cell.2009.09.028. Acesso em: 25 jul. 2025.
KUNER, R. Central Mechanisms of Pathological Pain. **Nature Medicine**, v. 16, n. 11, p. 1258–1266, 2010. Disponível em: https://doi.org/10.1038/nm.2231. Acesso em: 25 jul. 2025.
2 GATCHEL, R. J. *et al.* The Biopsychosocial Approach to Chronic Pain: Scientific Advances and Future Directions. **Psychological Bulletin**, v. 133, n. 4, p. 581–624, 2007. Disponível em: https://doi.org/10.1037/0033-2909.133.4.581. Acesso em: 25 jul. 2025.
3 INTERNATIONAL ASSOCIATION FOR THE STUDY OF PAIN. Terminology. 2021. Disponível em: www.iasp-pain.org/resources/terminology/?ItemNumber=1698. Acesso em: 2 jun. 2025.
4 ZEIDAN, F. *et al.* Brain Mechanisms Supporting the Modulation of Pain by Mindfulness Meditation. **Journal of Neuroscience**, v. 31, n. 14, p. 5540–5548, 2011. Disponível em: https://doi.org/10.1523/JNEUROSCI.5791-10.2011. Acesso em: 25 jul. 2025.

CAPÍTULO 3

1 FIELDS, H. State-Dependent Opioid Control of Pain. **Nature Reviews Neuroscience**, v. 5, n. 7, p. 565–575, 2004. Disponível em: https://doi.org/10.1038/nrn1431. Acesso em: 25 jul. 2025.
2 WIECH, K.; PLONER, M.; TRACEY, I. Neurocognitive Aspects of Pain Perception. **Trends in Cognitive Sciences**, v. 12, n. 8, p. 306–313, 2008. Disponível em: https://doi.org/10.1016/j.tics.2008.05.005. Acesso em: 25 jul. 2025.

CAPÍTULO 4

1 MOSELEY, G. L.; BUTLER, D. S. *op. cit.*
2 MEUCCI, R. D.; FASSA, A. G.; FARIA, N. M. X. Prevalence of Chronic Low Back Pain: Systematic Review. **Revista de Saúde Pública**, São Paulo, v. 49, 2015. Disponível em: https://doi.org/10.1590/S0034-8910.2015049005874. Acesso em: 22 jul. 2025.
3 FERREIRA, M. *et al.* Global, Regional, and National Burden of Low Back Pain, 1990–2020, Its Attributable Risk Factors, and Projections to 2050: A Systematic Analysis of the Global Burden of Disease Study 2021. **The Lancet Rheumatology**, v. 5, n. 6, p. e316-e329, 2023. Disponível em: https://doi.org/10.1016/S2665-9913(23)00098-X. Acesso em: 22 jul. 2025.
4 COHEN, S. P.; VASE, L.; HOOTEN, W. M. Chronic Pain: an Update on Burden, Best Practices, and New Advances. **The Lancet**, v. 397, n. 10289, p. 2082–2097, 2021. Disponível em: https://doi.org/10.1016/S0140-6736(21)00393-7. Acesso em: 25 jul. 2025.

5 RAINVILLE, P.; DUNCAN, G. H.; PRICE, D. D.; CARRIER, B.; BUSHNELL, M. C. Pain Affect Encoded in Human Anterior Cingulate but Not Somatosensory Cortex. **Science**. v. 277, n. 5328, pp. 968-971, 1997. Disponível em: www.science.org/doi/10.1126/science.277.5328.968. Acesso em: 3 set. 2025.

6 BUSHNELL, C. H.; ČEKO, M.; LOW, L. A. Cognitive and Emotional Control of Pain and its Disruption in Chronic Pain. **Nature Reviews Neuroscience**, v. 14, p. 502–511, 2013. Disponível em: https://doi.org/10.1038/nrn3516. Acesso em: 25 jul. 2025.

7 GENEEN, L. J. *et al. op. cit.*

8 APKARIAN, A. V. *et al. op. cit.*

9 BRINJIKJI, W. *et al.* Systematic Literature Review of Imaging Features of Spinal Degeneration in Asymptomatic Populations. **American Journal of Neuroradiology**, v. 36, n. 4, p. 811–816, 2015. Disponível em: https://doi.org/10.3174/ajnr.A4173. Acesso em: 25 jul. 2025.
JENSEN, M. C. *et al.* Magnetic Resonance Imaging of the Lumbar Spine in People without Back Pain. **The New England Journal of Medicine**, v. 331, n. 2, p. 69–73, 1994. Disponível em: https://doi.org/10.1056/NEJM199407143310201. Acesso em: 25 jul. 2025.
KASCH, R. *et al.* Association of Lumbar MRI Findings with Current and Future Back Pain in a Population-Based Cohort Study. **Spine**, v. 47, n. 3, p. 201–211, 2022. Disponível em: https://doi.org/10.1097/BRS.0000000000004198. Acesso em: 25 jul. 2025.

10 COHEN, S. P.; VASE, L.; HOOTEN, W. M. *op. cit.*

11 HÄUSER, W.; THIEME, K.; TURK, D. C. Guidelines on the Management of Fibromyalgia Syndrome: A Systematic Review. **European Journal of Pain**, v. 14, n. 1, p. 5–10, 2010. Disponível em: https://doi.org/10.1016/j.ejpain.2009.01.006. Acesso em: 25 jul. 2025.
MEEUS, M. *et al.* Heart Rate Variability in Patients with Fibromyalgia and Patients with Chronic Fatigue Syndrome: A Systematic Review. **Seminars in Arthritis and Rheumatism**, v. 43, n. 2, p. 279–287, 2013. Disponível em: https://doi.org/10.1016/j.semarthrit.2013.03.004. Acesso em: 25 jul. 2025.

12 CLAUW, D. J. Fibromyalgia and Related Conditions. **Mayo Clinic Proceedings**, v. 90, n. 5, p. 680–692, 2015. Disponível em: https://doi.org/10.1016/j.mayocp.2015.03.014. Acesso em: 25 jul. 2025.
KOSEK, E. *et al.* Do We Need a Third Mechanistic Descriptor for Chronic Pain States? **Pain**, v. 157, n. 7, p. 1382–1386, 2016. Disponível em: https://doi.org/10.1097/j.pain.0000000000000507. Acesso em: 25 jul. 2025.
CLAUW, D.J. Fibromyalgia: A Clinical Review. **JAMA**. v. 311, n. 15, p. 1547–1555, 2014. Disponível em: jamanetwork.com/journals/jama/article-abstract/1860480. Acesso em: 3 set. 2025.
KOSEK, E.; COHEN, M.; BARON, R.; GEBHART, G.F.; MICO, J.A.; RICE, A.S.C. *et al.* Do We Need a Third Mechanistic Descriptor for Chronic Pain States? **Pain**. v. 157, n. 7, p. 1382–1386, 2016. Disponível em: journals.lww.com/pain/fulltext/2016/07000/do_we_need_a_third_mechanistic_descriptor_for.3.aspx. Acesso em: 3 set. 2025.

13 BUSCH, A. J. *et al.* Exercise for Treating Fibromyalgia Syndrome. **Cochrane Database of Systematic Reviews**, n. 4, CD003786, 2007. Disponível em: https://doi.org/10.1002/14651858.CD003786.pub2. Acesso em: 25 jul. 2025.
MACFARLANE, G. J. *et al.* EULAR Revised Recommendations for the Management of Fibromyalgia. **Annals of the Rheumatic Diseases**, v. 76, n. 2, p. 318–328, 2016. Disponível em: https://doi.org/10.1136/annrheumdis-2016-209724. Acesso em: 25 jul. 2025.

14 NIJS, J.; JOHANSSON, E. Long-Term Outcomes in Chronic Low Back Pain: Costs, Comorbidities, and Clinical Importance. **The Lancet Rheumatology**, maio 2025. Disponível em: https://doi.org/10.1016/S2665-9913(25)00104-3. Acesso em: 25 jul. 2025.

15 FINNERUP, N. B. Nonnarcotic Methods of Pain Management. **The New England Journal of Medicine**, v. 380, n. 25, p. 2440–2448, 2019. Disponível em: https://doi.org/10.1056/NEJMra1807061. Acesso em: 25 jul. 2025.

16 APKARIAN, A. V. *et al. op. cit.*

17 HIDALGO, B. *et al.* The Efficacy of Manual Therapy and Exercise for Treating Non--Specific Neck Pain: A Systematic Review. **Journal of Back and Musculoskeletal Rehabilitation**, v. 30, n. 6, p. 1149–1169, 2017. Disponível em: https://doi.org/10.3233/BMR-169615. Acesso em: 25 jul. 2025.

CAPÍTULO 5

1 FERREIRA, G. E. *et al.* Efficacy, Safety, and Tolerability of Antidepressants for Pain in Adults: Overview of Systematic Reviews. **BMJ**, v. 380, n. 8369, e072415, 2023. Disponível em: https://doi.org/10.1136/bmj-2022-072415. Acesso em: 25 jul. 2025.

FOSTER, N. E. *et al. op. cit.*

LUOMAJOKI, H. A. *et al.* Effectiveness of Movement Control Exercise on Patients with Non-Specific Low Back Pain and Movement Control Impairment: A Systematic Review and Meta-Analysis. **Musculoskeletal Science and Practice**, v. 36, p. 1–11, 2018. Disponível em: https://doi.org/10.1016/j.msksp.2018.03.008. Acesso em: 25 jul. 2025.

MALMIVAARA, A. *et al.* The Treatment of Acute Low Back Pain: Bed Rest, Exercises, or Ordinary Activity? **The New England Journal of Medicine**, v. 332, n. 6, p. 351–355, 1995. Disponível em: https://doi.org/10.1056/NEJM199502093320602. Acesso em: 25 jul. 2025.

2 GENEEN, L. J. *et al. op. cit.*

HEISIG, J. *et al.* Adherence Support Strategies for Physical Activity Interventions in People with Chronic Musculoskeletal Pain: A Systematic Review and Meta-Analysis. **Journal of Physical Activity and Health**, v. 22, v. 1, p. 4–52, 2024. Disponível em: https://doi.org/10.1123/jpah.2024-0099. Acesso em: 25 jul. 2025.

MARLEY, J. *et al.* The Effectiveness of Interventions Aimed at Increasing Physical Activity in Adults with Persistent Musculoskeletal Pain: A Systematic Review and Meta-Analysis. **BMC Musculoskeletal Disorders**, v. 18, art. 482, 2017. Disponível em: https://doi.org/10.1186/s12891-017-1836-2. Acesso em: 25 jul. 2025.

3 FROST, H. *et al.* Randomised Controlled Trial for Evaluation of Fitness Programme for Patients with Chronic Low Back Pain. **BMJ**, v. 310, n. 6973, p. 151–154, 1995. Disponível em: www.bmj.com/content/310/6973/151. Acesso em: 25 jul. 2025.

4 BAYER, M. L.; MAGNUSSON, S. P.; KJAER, M. Early Versus Delayed Rehabilitation after Acute Muscle Injury. **The New England Journal of Medicine**, v. 377, n. 13, p. 1300–1301, 2017. Disponível em: https://doi.org/10.1056/NEJMc1708134. Acesso em: 25 jul. 2025.

5 CHENG, C.-H. *et al.* Long-term Effects of Therapeutic Exercise on Nonspecific Chronic Neck Pain: A Literature Review. **Journal of Physical Therapy Science**, v. 27, n. 4, p. 1271–1276, 2015. Disponível em: https://doi.org/10.1589/jpts.27.1271. Acesso em: 25 jul. 2025.

LI, Y. *et al.* Exercise Intervention for Patients with Chronic Low Back Pain: A Systematic Review and Network Meta-analysis. **Frontiers in Public Health**, v. 11, n. 1155225, 2023. Disponível em: https://doi.org/10.3389/fpubh.2023.1155225. Acesso em: 25 jul. 2025.

ZHANG, S. *et al.* Effects of Exercise Therapy on Disability, Mobility, and Quality of Life in the Elderly with Chronic Low Back Pain: A Systematic Review and Meta-Analysis of

Randomized Controlled Trials. **Journal of Orthopaedic Surgery and Research**, v. 18, n. 1, art. 513, 2023. Disponível em: https://doi.org/10.1186/s13018-023-03988-y. Acesso em: 25 jul. 2025.

CAPÍTULO 6

1 PETERSEN, G. L. *et al.* The Magnitude of Nocebo Effects in Pain: A Meta-Analysis. **Pain**, v. 155, n. 8, p. 1426–1434, 2014. Disponível em: https://doi.org/10.1016/j.pain.2014.04.016. Acesso em: 28 jul. 2025.

2 RAJA, S. N. *et al.* The Revised International Association for the Study of Pain Definition of Pain: Concepts, Challenges, and Compromises. **Pain**, v. 161, n. 9, p. 1976–1982, 2020. Disponível em: https://doi.org/10.1097/j.pain.0000000000001939. Acesso em: 28 jul. 2025.

3 DARLOW, B. *et al.* The Association Between Health Care Professional Attitudes and Beliefs and the Attitudes and Beliefs, Clinical Management, and Outcomes of Patients with Low Back Pain: A Systematic Review. **European Journal of Pain**, v. 16, n. 1, p. 3–17, 2012. Disponível em: https://doi.org/10.1016/j.ejpain.2011.06.006. Acesso em: 28 jul. 2025.
DERKSEN, F.; BENSING, J.; LAGRO-JANSSEN, A. Effectiveness of Empathy in General Practice: A Systematic Review. **British Journal of General Practice**, v. 63, n. 606, p. 76–84, 2013. Disponível em: https://doi.org/10.3399/bjgp13X660814. Acesso em: 28 jul. 2025.
KLEM, N.-R. *et al.* Satisfaction After Total Knee Replacement for Osteoarthritis Is Usually High, But What Are We Measuring? A Systematic Review. **Osteoarthritis and Cartilage Open**, v. 2, n. 1, 100032, 2020. Disponível em: https://doi.org/10.1016/j.ocarto.2020.100032. Acesso em: 28 jul. 2025.
LOUW, A. *et al.* The Effect of Neuroscience Education on Pain, Disability, Anxiety, and Stress in Chronic Musculoskeletal Pain. **Archives of Physical Medicine and Rehabilitation**, v. 92, n. 12, p. 2041–2056, 2011. Disponível em: https://doi.org/10.1016/j.apmr.2011.07.198. Acesso em: 28 jul. 2025.

CAPÍTULO 7

1 RAJA, S. N. *et al. op. cit.*

2 APKARIAN, A. V. *et al. op. cit.*

3 APKARIAN, A. V. *et al.* Chronic Pain Patients Are Impaired on An Emotional Decision-Making Task. **Pain**, v. 108, n. 1, p. 129–136, 2004. Disponível em: https://doi.org/10.1016/j.pain.2003.12.015. Acesso em: 28 jul. 2025.
BAIR, M. J. *et al.* Depression and Pain Comorbidity. **Archives of Internal Medicine**, v. 163, n. 20, p. 2433–2445, 2003. Disponível em: https://doi.org/10.1001/archinte.163.20.2433. Acesso em: 28 jul. 2025.

4 CAGNIE, B. *et al.* Central Sensitization in Fibromyalgia? A Systematic Review on Structural and Functional Brain MRI. **Seminars in Arthritis and Rheumatism**, v. 44, n. 1, p. 68–75, 2014. Disponível em: https://doi.org/10.1016/j.semarthrit.2014.01.001. Acesso em: 28 jul. 2025.

5 COHEN, S. P.; VASE, L.; HOOTEN, W. M. *op. cit.*

6 APKARIAN, A. V. *et al.* Human Brain Mechanisms of Pain Perception and Regulation in Health and Disease. **European Journal of Pain**, v. 9, n. 4, p. 463–484, 2005. Disponível em: https://doi.org/10.1016/j.ejpain.2004.11.001. Acesso em: 25 jul. 2025.

HOLDCROFT, A.; POWER, I. Management of Pain. **BMJ**, v. 326, n. 7390, p. 635–639, 2003. Disponível em: https://doi.org/10.1136/bmj.326.7390.635. Acesso em: 25 jul. 2025.
MOSELEY, G. L.; BUTLER, D. S. *op. cit.*

7 PETERSEN, G. L. *et al. op. cit.*

8 THOMAS, C. Perceptions of Pain. **The Lancet**, v. 381, n. 9864, p. 364, 2013. Disponível em: https://doi.org/10.1016/S0140-6736(13)60155-5. Acesso em: 25 jul. 2025.

9 SCHWEINHARDT, P.; BUSHNELL, M. C. Pain Imaging in Health and Disease: How Far Have We Come? **Journal of Clinical Investigation**, v. 120, n. 11, p. 3788–3797, 2010. Disponível em: https://doi.org/10.1172/JCI43498. Acesso em: 28 jul. 2025.

10 CASHIN, A. G. *et al.* Analgesic Effects of Non-Surgical and Non-Interventional Treatments for Low Back Pain: A Systematic Review and Meta-Analysis of Placebo-Controlled Randomised Trials. **BMJ Evidence-Based Medicine**, v. 30, p. 222–232, 2025. Disponível em: https://doi.org/10.1136/bmjebm-2024-112974. Acesso em: 28 jul. 2025.
COOPER, N. A. *et al.* Prevalence of Gluteus Medius Weakness in People with Chronic Low Back Pain Compared to Healthy Controls. **European Spine Journal**, v. 25, n. 4, p. 1258–1265, 2015. Disponível em: https://doi.org/10.1007/s00586-015-4027-6. Acesso em: 28 jul. 2025.

11 BEARD, D. J. *et al.* Arthroscopic Subacromial Decompression for Subacromial Shoulder Pain (CSAW): A Multicentre, Pragmatic, Parallel Group, Placebo-Controlled, Three-Group, Randomised Surgical Trial. **The Lancet**, v. 391, n. 10118, p. 329–338, 2018. Disponível em: https://doi.org/10.1016/S0140-6736(17)32457-1. Acesso em: 28 jul. 2025.
PEUL, W. C. *et al.* Surgery versus Prolonged Conservative Treatment for Sciatica. **The New England Journal of Medicine**, v. 356, n. 22, p. 2245–2256, 2007. Disponível em: https://doi.org/10.1056/NEJMoa064039. Acesso em: 28 jul. 2025.

12 DURAND, W. M. Adult Spinal Deformity Surgery Is Associated with Increased Productivity and Decreased Absenteeism from Work and School. **Spine**, v. 47, n. 4, p. 287–294, 2022. Disponível em: https://doi.org/10.1097/BRS.0000000000004271. Acesso em: 28 jul. 2025.

13 BEHM, D. G. *et al.* Acute Effects of Muscle Stretching on Physical Performance, Range of Motion, and Injury Incidence in Healthy Active Individuals: A Systematic Review. **Applied Physiology, Nutrition, and Metabolism**, v. 41, n. 1, p. 1–11, 2016. Disponível em: https://doi.org/10.1139/apnm-2015-0235. Acesso em: 28 jul. 2025.
BELAVÝ, D. L. *et al.* Running Exercise Strengthens the Intervertebral Disc. **Scientific Reports**, v. 7, n. 1, 45975, 2017. Disponível em: https://doi.org/10.1038/srep45975. Acesso em: 28 jul. 2025.
SMITH, B. E. *et al.* Should Exercises Be Painful in The Management of Chronic Musculoskeletal Pain? A Systematic Review and Meta-Analysis. **British Journal of Sports Medicine**, v. 51, n. 23, p. 1679–1687, 2017. Disponível em: https://doi.org/10.1136/bjsports-2016-097383. Acesso em: 28 jul. 2025.

14 GENEEN, L. J. *et al. op. cit.*

15 HUANG, J.; PARK, H.-Y. Effect of Pilates Training on Pain and Disability in Patients with Chronic Low Back Pain: A Systematic Review and Meta-Analysis Based on Randomized Controlled Trials. **Physical Activity and Nutrition** (Online), v. 27, n. 1, p. 16–29, 2023. Disponível em: https://doi.org/10.20463/pan.2023.0003. Acesso em: 28 jul. 2025.
SILVA, P. H. B. da *et al.* The Effect of the Pilates Method on the Treatment of Chronic Low Back Pain: A Clinical, Randomized, Controlled Study. **Brazilian Journal of Pain**,

v. 1, n. 1, p. 21–28, 2018. Disponível em: https://doi.org/10.5935/2595-0118.20180006. Acesso em: 28 jul. 2025.

16 BALTHILLAYA, G. M. *et al.* Effectiveness of Posture-Correction Interventions for Mechanical Neck Pain and Posture Among People with Forward Head Posture: Protocol for A Systematic Review. **BMJ Open**, v. 12, n. 3, e054691, 2022. Disponível em: https://doi.org/10.1136/bmjopen-2021-054691. Acesso em: 28 jul. 2025.

NEJATI, P. *et al.* The Relationship of Forward Head Posture and Rounded Shoulders with Neck Pain in Iranian Office Workers. **Medical Journal of the Islamic Republic of Iran**, v. 28, p. 26, 2014. Disponível em: https://pmc.ncbi.nlm.nih.gov/articles/PMC4154278/. Acesso em: 28 jul. 2025.

17 CSAPO, R.; ALEGRE, L. M. Effects of Resistance Training with Moderate vs Heavy Loads on Muscle Mass and Strength in the Elderly: A Meta-Analysis. **Scandinavian Journal of Medicine & Science in Sports**, v. 26, n. 9, p. 995–1006, 2015. Disponível em: https://doi.org/10.1111/sms.12536. Acesso em: 28 jul. 2025.

FRAGALA, M. S. *et al.* Resistance Training for Older Adults: Position Statement from the National Strength and Conditioning Association. **Journal of Strength and Conditioning Research**, v. 33, n. 8, p. 2019–2052, 2019. Disponível em: https://doi.org/10.1519/JSC.0000000000003230. Acesso em: 28 jul. 2025.

CAPÍTULO 8

1 APKARIAN, A. V. *et al. op. cit.*

SHETTY, A. *et al.* A Systematic Review and Network Meta-Analysis of Pharmaceutical Interventions Used to Manage Chronic Pain. **Scientific Reports**, v. 14, n. 1, p. 1621, 2024. Disponível em: https://doi.org/10.1038/s41598-023-49761-3. Acesso em: 28 jul. 2025.

VAN DIEËN, J. H. *et al.* Non-Specific Low Back Pain. **The Lancet**, v. 379, n. 9829, p. 1874, 2012. Disponível em: https://doi.org/10.1016/S0140-6736(12)60803-4. Acesso em: 28 jul. 2025.

VAN TULDER, M.; KOES, B.; BOMBARDIER, C. Low Back Pain. **Best Practice & Research Clinical Rheumatology**, v. 16, n. 5, p. 761–775, 2002. Disponível em: https://doi.org/10.1053/berh.2002.0267. Acesso em: 28 jul. 2025.

2 BUSSE, J. W. *et al.* Management of Acute Pain from Non–Low Back, Musculoskeletal Injuries. **Annals of Internal Medicine**, v. 173, n. 9, p. 730–738, 2020. Disponível em: https://doi.org/10.7326/M19-3601. Acesso em: 28 jul. 2025.

3 COSTA, B. R. da *et al.* Effectiveness and Safety of Non-Steroidal Anti-Inflammatory Drugs and Opioid Treatment for Knee and Hip Osteoarthritis: Network Meta-Analysis. **BMJ**, v. 375, n2321, 2021. Disponível em: https://doi.org/10.1136/bmj.n2321. Acesso em: 28 jul. 2025.

4 MACHADO, G. C. *et al.* Efficacy and Safety of Paracetamol for Spinal Pain and Osteoarthritis: Systematic Review and Meta-Analysis of Randomised Placebo Controlled Trials. **BMJ**, v. 350, h1225, 2015. Disponível em: https://doi.org/10.1136/bmj.h1225. Acesso em: 28 jul. 2025.

RIDDERIKHOF, M. L. *et al.* Paracetamol Versus Other Analgesia in Adult Patients with Minor Musculoskeletal Injuries: A Systematic Review. **Emergency Medicine Journal**, v. 36, n. 8, p. 493–500, 2019. Disponível em: https://doi.org/10.1136/emermed-2019-208439. Acesso em: 28 jul. 2025.

VERKLEIJ, S. P. J. *et al.* NSAIDs vs Acetaminophen in Knee and Hip Osteoarthritis: A Systematic Review Regarding Heterogeneity Influencing the Outcomes. **Osteoarthritis**

and Cartilage, v. 19, n. 8, p. 921–929, 2011. Disponível em: https://doi.org/10.1016/j.joca.2011.04.013. Acesso em: 28 jul. 2025.

5 RIDDERIKHOF, M. L. *et al.* The PanAM Study: A Multi-center, Double-blinded, Randomized, Non-inferiority Study of Paracetamol Versus Non-steroidal Anti-inflammatory Drugs in Treating Acute Musculoskeletal Trauma. **BMC Emergency Medicine**, v. 13, n. 19, 2013. Disponível em: https://doi.org/10.1186/1471-227X-13-19. Acesso em: 28 jul. 2025.

6 LEOPOLDINO, A. O. *et al.* Paracetamol Versus Placebo for Knee and Hip Osteoarthritis. **Cochrane Database of Systematic Reviews**, v. 2, n. 2, 2019. Disponível em: https://doi.org/10.1002/14651858.CD013273. Acesso em: 28 jul. 2025.

7 PATEL, H. D. *et al.* Efficacy and Safety of Combination of NSAIDs and Muscle Relaxants in the Management of Acute Low Back Pain. **Pain and Therapy**, v. 8, n. 1, p. 121–132, 2019. Disponível em: https://doi.org/10.1007/s40122-019-0112-6. Acesso em: 28 jul. 2025.

8 CASHIN, A. G. *et al.* Efficacy, Acceptability, and Safety of Muscle Relaxants for Adults with Non-Specific Low Back Pain: Systematic Review and Meta-Analysis. **The BMJ**, v. 374, n1446, 2021. Disponível em: https://doi.org/10.1136/bmj.n1446. Acesso em: 28 jul. 2025.

9 ATKINSON, H. J. *et al.* Effects of Noradrenergic and Serotonergic Antidepressants on Chronic Low Back Pain Intensity. **Pain**, v. 83, n. 2, p. 137–145, 1999. Disponível em: https://doi.org/10.1016/S0304-3959(99)00082-2. Acesso em: 28 jul. 2025.

10 NARAYAN, S. W. *et al.* Efficacy and Safety of Antidepressants for Pain in Older Adults: A Systematic Review and Meta-Analysis. **British Journal of Clinical Pharmacology**, v. 90, n. 12, p. 3097–3118, 2024. Disponível em: https://doi.org/10.1111/bcp.16234. Acesso em: 28 jul. 2025.

11 FU, Y.; LIU, Q.; NIE, H. Efficacy of Opioids for Traumatic Pain in the Emergency Department: A Systematic Review and Bayesian Network Meta-Analysis. **Frontiers in Pharmacology**, v. 14, 1209131, 2023. Disponível em: https://doi.org/10.3389/fphar.2023.1209131. Acesso em: 28 jul. 2025.

12 DEGENHARDT, L. *et al.* Global Patterns of Opioid Use and Dependence: Harms to Populations, Interventions, and Future Action. **The Lancet**, v. 394, n. 10208, p. 1560–1579, 2019. Disponível em: Disponível em: https://doi.org/10.1016/S0140-6736(19)32229-9. Acesso em: 28 jul. 2025.

13 BJORDAL, J. M. *et al.* Non-Steroidal Anti-Inflammatory Drugs, Including Cyclo-Oxygenase-2 Inhibitors, in Osteoarthritic Knee Pain: Meta-Analysis of Randomised Placebo Controlled Trials. **BMJ**, v. 329, n. 7478, p. 1317, 2004. Disponível em: https://doi.org/10.1136/bmj.38273.626655.63. Acesso em: 28 jul. 2025.

ROELOFS, P. D. D. M *et al.* Non-Steroidal Anti-Inflammatory Drugs for Low-Back Pain. **Cochrane Database of Systematic Reviews**, n. 1, CD000396, 2008. Disponível em: https://doi.org/10.1002/14651858.CD000396.pub3. Acesso em: 28 jul. 2025.

14 VASCULAR and Upper Gastrointestinal Effects of Non-Steroidal Anti-Inflammatory Drugs: Meta-Analyses of Individual Participant Data from Randomised Trials. **The Lancet**, v. 382, n. 9894, p. 769–779, 2013. Disponível em: https://doi.org/10.1016/S0140-6736(13)60900-9. Acesso em: 28 jul. 2025.

15 MACHADO, G. C. *et al. op. cit.*

16 WILLIAMS, C. M. *et al.* Efficacy of Paracetamol for Acute Low-Back Pain: A Double-Blind, Randomised Controlled Trial. **The Lancet**, v. 384, n. 9954, p. 1586–1596, 2014. Disponível em: https://doi.org/10.1016/S0140-6736(14)60805-9. Acesso em: 28 jul. 2025.

17 OLDFIELD, B. J. *et al.* Long-Term Use of Muscle Relaxant Medications for Chronic Pain. **JAMA Network Open**, v. 7, n. 9, e2434835, 2024. Disponível em: https://doi.org/10.1001/jamanetworkopen.2024.34835. Acesso em: 28 jul. 2025.

18 VAN TULDER, M. W. *et al.* Muscle Relaxants for Nonspecific Low Back Pain: A Systematic Review Within the Framework of the Cochrane Collaboration. **Spine**, v. 28, n. 17, p. 1978–1992, 2003. Disponível em: https://doi.org/10.1097/01.BRS.0000090503.38830.AD. Acesso em: 28 jul. 2025.

19 GAYNOR, P. J. *et al.* A Randomized Placebo-Controlled Trial of Duloxetine in Patients with Major Depressive Disorder and Associated Painful Physical Symptoms. **Current Medical Research and Opinion**, v. 27, n. 10, p. 1849–1858, 2011. Disponível em: https://doi.org/10.1185/03007995.2011.609539. Acesso em: 28 jul. 2025.

ONGHENA, P.; VAN HOUDENHOVE, B. Antidepressant-Induced Analgesia in Chronic Non-Malignant Pain: A Meta-Analysis of 39 Placebo-Controlled Studies. **Pain**, v. 49, n. 2, p. 205–219, 1992. Disponível em: https://doi.org/10.1016/0304-3959(92)90144-Z. Acesso em: 28 jul. 2025.

20 FERREIRA, G. E. *et al. op. cit.*

21 BALLANTYNE, J. C.; MAO, J. Opioid Therapy for Chronic Pain. **The New England Journal of Medicine**, v. 349, n. 20, p. 1943–1953, 2003. Disponível em: https://doi.org/10.1056/NEJMra025411. Acesso em: 28 jul. 2025.

BUSSE, J. W. *et al.* Opioids for Chronic Noncancer Pain: A Systematic Review and Meta-Analysis. **JAMA**, v. 320, n. 23, p. 2448–2460, 2018. Disponível em: https://doi.org/10.1001/jama.2018.18472. Acesso em: 28 jul. 2025.

22 CROFFORD, L. J. Adverse Effects of Chronic Opioid Therapy for Chronic Musculoskeletal Pain. **Nature Reviews Rheumatology**, v. 6, n. 4, p. 191–197, 2010. Disponível em: https://doi.org/10.1038/nrrheum.2010.24. Acesso em: 28 jul. 2025.

23 JONES, C. M. P. *et al.* Opioid Analgesia for Acute Low Back Pain and Neck Pain (the OPAL trial): A Randomised Placebo-Controlled Trial. **The Lancet**, v. 402, n. 10398, p. 304–312, 2023. Disponível em: https://doi.org/10.1016/S0140-6736(23)00404-X. Acesso em: 28 jul. 2025.

24 CHERKIN, D. C. *et al.* A Comparison of Physical Therapy, Chiropractic Manipulation, and Provision of an Educational Booklet for the Treatment of Patients with Low Back Pain. **The New England Journal of Medicine**, v. 339, n. 15, p. 1021–1029, 1998. Disponível em: https://doi.org/10.1056/NEJM199810083391502. Acesso em: 28 jul. 2025.

KAMPER, S. J. *et al.* Multidisciplinary Biopsychosocial Rehabilitation for Chronic Low Back Pain: Cochrane Systematic Review and Meta-Analysis. **BMJ**, n. 350, h444, 2015. Disponível em: https://doi.org/10.1136/bmj.h444. Acesso em: 28 jul. 2025.

CAPÍTULO 9

1 HARTVIGSEN, J. *et al.* What Low Back Pain Is and Why We Need To Pay Attention. **The Lancet**, v. 391, n. 10137, p. 2356–2367, 2018. Disponível em: https://doi.org/10.1016/S0140-6736(18)30480-X. Acesso em: 28 jul. 2025.

2 QASEEM, A. *et al. op. cit.*

3 SEARLE, A. *et al.* Exercise Interventions for the Treatment of Chronic Low Back Pain: A Systematic Review and Meta-Analysis of Randomised Controlled Trials. **Clinical Rehabilitation**, v. 29, n. 12, p. 1155–1167, 2015. Disponível em: https://doi.org/10.1177/0269215515570379. Acesso em: 28 jul. 2025.

4 NIJS, J. *et al. op. cit.*

5 BRINJIKJI, W. *et al. op. cit.*

6 LOUW, A. *et al.* The Efficacy of Pain Neuroscience Education on Musculoskeletal Pain: A Systematic Review of the Literature. **Physiotherapy Theory and Practice**, v. 32, n. 5, p. 332–355, 2016. Disponível em: https://doi.org/10.1080/09593985.2016.1194646. Acesso em: 28 jul. 2025.

7 QARAGHLI, M. I. A.; JESUS, O. de. Lumbar Disc Herniation. **National Library of Medicine**, 23 ago. 2023. Disponível em: www.ncbi.nlm.nih.gov/sites/books/NBK560878/. Acesso em: 9 jun. 2025.

8 QASEEM, A. *et. al. op. cit.*

9 COOPER, N. A. *et al. op. cit.*

MACDONALD, D. A.; MOSELEY, G. L.; HODGES, P. W. People with Recurrent Low Back Pain Respond Differently to Trunk Loading Despite Remission from Symptoms. **Spine**, v. 35, n. 7, 2010. Disponível em: https://doi.org/10.1097/BRS.0b013e3181bc98f1. Acesso em: 28 jul. 2025.

VAN DIEËN, J. H.; CHOLEWICKI, J.; RADEBOLD, A. Trunk Muscle Recruitment Patterns in Patients With Low Back Pain Enhance the Stability of the Lumbar Spine. **Spine**, v. 28, n. 8, p. 834–841, 2003. Disponível em: https://pubmed.ncbi.nlm.nih.gov/12698129/. Acesso em: 28 jul. 2025.

10 PEUL, W. C. *et al. op. cit.*

11 BRINJIKJI, W. *et al. op. cit.*

12 LOUW, A. *et al. op. cit.*

13 BLANPIED, P. R. *et al.* Neck Pain: Revision 2017. **Journal of Orthopaedic & Sports Physical Therapy**, v. 47, n. 7, p. A1–A83, 2017. Disponível em: https://doi.org/10.2519/jospt.2017.0302. Acesso em: 28 jul. 2025.

14 GROSS, A. *et al.* Exercises for Mechanical Neck Disorders. **Cochrane Database of Systematic Reviews**, v. 1, n. 1, CD004250, 2015. Disponível em: https://doi.org/10.1002/14651858.CD004250.pub5. Acesso em: 28 jul. 2025.

15 MILLER, J. *et al.* Manual Therapy and Exercise for Neck Pain: A Systematic Review. **Manual Therapy**, v. 15, n. 4, p. 334–354, 2010. Disponível em: https://pubmed.ncbi.nlm.nih.gov/20593537/. Acesso em: 29 jul. 2025.

16 BRINJIKJI, W. *et al. op. cit.*

17 LOUW, A. *et al. op. cit.*

18 WAINNER, M. R. S.; GILL, L. H. Diagnosis and Nonoperative Management of Cervical Radiculopathy. **Journal of Orthopaedic & Sports Physical Therapy**, v. 30, n. 12, p. 728–744, 2000. Disponível em: https://doi.org/10.2519/jospt.2000.30.12.728. Acesso em: 29 jul. 2025.

19 BOYLES, R. *et al.* Effectiveness of Manual Physical Therapy in the Treatment of Cervical Radiculopathy: A Systematic Review. **Journal of Manual & Manipulative Therapy**, v. 19, n. 3, p. 135–142, 2011. Disponível em: https://doi.org/10.1179/2042618611Y.0000000011. Acesso em: 29 jul. 2025.

20 KUIJPER, B. *et al.* Cervical Collar or Physiotherapy Versus Wait and See Policy for Recent Onset Cervical Radiculopathy: Randomised Trial. **BMJ**, v. 339, b3883, 2009. Disponível em: https://doi.org/10.1136/bmj.b3883. Acesso em: 29 jul. 2025.

21 YUAN, P. S.; BOOTH, R. E.; ALBERT, T. J. Nonsurgical and Surgical Management of Lumbar Spinal Stenosis. **Instructional Course Lectures**, v. 54, p. 303–312, 2005. Disponível em: https://pubmed.ncbi.nlm.nih.gov/15948458/. Acesso em: 29 jul. 2025.

22 BRINJIKJI, W. *et al. op. cit.*

23 LOUW, A. *et al.* The Effect of Neuroscience Education on Pain, Disability, Anxiety, and Stress in Chronic Musculoskeletal Pain. **Archives of Physical Medicine and**

Rehabilitation, v. 92, n. 12, p. 2041–2056, 2011. Disponível em: https://doi.org/10.1016/j.apmr.2011.07.198. Acesso em: 29 jul. 2025.

24 KOLASINSKI, S. L. *et al.* 2019 American College of Rheumatology/Arthritis Foundation Guideline for the Management of Osteoarthritis of the Hand, Hip, and Knee. **Arthritis & Rheumatology**, v. 72, n. 2, p. 149–162, 2020. Disponível em: https://doi.org/10.1002/acr.24131. Acesso em: 29 jul. 2025.

25 BENNELL, K.; HINMAN, R. Exercise as a Treatment for Osteoarthritis. **Current Opinion in Rheumatology**, v. 17, n. 5, p. 634–640, 2005. Disponível em: https://doi.org/10.1097/01.bor.0000171214.49876.38. Acesso em: 29 jul. 2025.
FRANSEN, M. *et al.* Exercise for Osteoarthritis of the Knee: a Cochrane Systematic Review. **British Journal of Sports Medicine**, v. 49, n. 24, p. 1554–1557, 2015. Disponível em: https://doi.org/10.1136/bjsports-2015-095424. Acesso em: 29 jul. 2025.

26 HAWKER, G. A. Osteoarthritis Is a Serious Disease. **Clinical and Experimental Rheumatology**, v. 37, suppl 120, n. 5, p. 3–6, 2019. Disponível em: https://pubmed.ncbi.nlm.nih.gov/31621562/. Acesso em: 29 jul. 2025.
UTHMAN, O. A. *et al.* Exercise for Lower Limb Osteoarthritis: Systematic Review Incorporating Trial Sequential Analysis and Network Meta-Analysis: **British Journal of Sports Medicine**, v. 48, n. 21, p. 1579, 2014. Disponível em: https://doi.org/10.1136/bjsports-2014-5555rep. Acesso em: 29 jul. 2025.

27 RODDY, E. Evidence-Based Recommendations for the Role of Exercise in the Management of Osteoarthritis of the Hip or Knee: the MOVE Consensus. **Rheumatology**, v. 44, n. 1, p. 67–73, 2005. Disponível em: https://doi.org/10.1093/rheumatology/keh399. Acesso em: 29 jul. 2025.

28 CARR, A. J. *et al.* Knee Replacement. **The Lancet**, v. 379, n. 9823, p. 1331–1340, 2012. Disponível em: https://doi.org/10.1016/S0140-6736(11)60752-6. Acesso em: 29 jul. 2025.

29 BENNELL, K.; HINMAN, R. *op. cit.*

30 KOLASINSKI, S. L. *et al. op. cit.*

31 BENNELL, K.; HINMAN, R. *op. cit.*
FRANSEN, M. *et al.* Exercise for Osteoarthritis of the Hip. **The Cochrane Database of Systematic Reviews**, n. 4, CD007912, 2014. Disponível em: https://doi.org/10.1002/14651858.CD007912.pub2. Acesso em: 29 jul. 2025.

32 UTHMAN, O. A. *et al. op. cit.*

33 BESWICK, A. D. *et al.* What Proportion of Patients Report Long-Term Pain after Total Hip or Knee Replacement for Osteoarthritis? A Systematic Review of Prospective Studies in Unselected Patients. **BMJ Open**, v. 2, n. 1, e000435, 2012. Disponível em: https://doi.org/10.1136/bmjopen-2011-000435. Acesso em: 29 jul. 2025.

34 GOFF, A. J. *et al.* Patient Education Improves Pain and Function in People with Knee Osteoarthritis with Better Effects When Combined with Exercise Therapy: A Systematic Review. **Journal of Physiotherapy**, v. 67, n. 3, p. 177–189, 2021. Disponível em: https://doi.org/10.1016/j.jphys.2021.06.011. Acesso em: 29 jul. 2025.

35 BENNELL, K.; HINMAN, R. *op. cit.*

36 KUHN, J. E. Exercise in the Treatment of Rotator Cuff Impingement: A Systematic Review and a Synthesized Evidence-Based Rehabilitation Protocol. **Journal of Shoulder and Elbow Surgery**, v. 18, n. 1, p. 138–160, 2009. Disponível em: https://doi.org/10.1016/j.jse.2008.06.004. Acesso em: 29 jul. 2025.
LITTLEWOOD, C. *et al.* Physiotherapists' Recommendations for Examination and Treatment of Rotator Cuff Related Shoulder Pain: A Consensus Exercise. **Physiotherapy**

Practice and Research, v. 40, n. 2, p. 87–94, 2019. Disponível em: https://doi.org/10.3233/PPR-190129. Acesso em: 29 jul. 2025.

37 CAMARGO, P. R. *et al.* Effects of Stretching and Strengthening Exercises, With and Without Manual Therapy, on Scapular Kinematics, Function, and Pain in Individuals with Shoulder Impingement: A Randomized Controlled Trial. **Journal of Orthopaedic & Sports Physical Therapy**, v. 45, n. 12, p. 984–997, 2015. Disponível em: https://doi.org/10.2519/jospt.2015.5939. Acesso em: 29 jul. 2025.

38 LITTLEWOOD, C.; MAY, S.; WALTERS, S. A Review of Systematic Reviews of the Effectiveness of Conservative Interventions for Rotator Cuff Tendinopathy. **Shoulder & Elbow**, v. 5, n. 3, p. 151–167, 2013. Disponível em: https://doi.org/10.1111/sae.12009. Acesso em: 29 jul. 2025.

39 HANRATTY, C. E. *et al.* The Effectiveness of Physiotherapy Exercises in Subacromial Impingement Syndrome: A Systematic Review and Meta-Analysis. **Seminars in Arthritis and Rheumatism**, v. 42, n. 4, p. 297–316, 2012. Disponível em: https://doi.org/10.1016/j.semarthrit.2012.03.015. Acesso em: 29 jul. 2025.

40 BEARD, D. J. *et al. op. cit.*

41 LEWIS, J. Rotator Cuff Related Shoulder Pain: Assessment, Management and Uncertainties. **Manual Therapy**, v. 23, p. 57–68, 2016. Disponível em: https://doi.org/10.1016/j.math.2016.03.009. Acesso em: 29 jul. 2025.

42 ZUCKERMAN, J. D.; ROKITO, A. Frozen Shoulder: A Consensus Definition. **Journal of Shoulder and Elbow Surgery**, v. 20, n. 2, p. 322–325, 2011. Disponível em: https://doi.org/10.1016/j.jse.2010.07.008. Acesso em: 29 jul. 2025.

43 PAGE, M. J. *et al.* Manual Therapy and Exercise for Adhesive Capsulitis (Frozen Shoulder). **Cochrane Database of Systematic Reviews**, n. 8, 2014. Disponível em: https://doi.org/10.1002/14651858.CD011275. Acesso em: 29 jul. 2025.

44 NEVIASER, A. S.; HANNAFIN, J. A. Adhesive Capsulitis: A Review of Current Treatment. **The American Journal of Sports Medicine**, v. 38, n. 11, p. 2346–2356, 2010. Disponível em: https://doi.org/10.1177/0363546509348048. Acesso em: 29 jul. 2025.

45 GREEN, S. *et al.* Systematic Review of Randomised Controlled Trials of Interventions for Painful Shoulder: Selection Criteria, Outcome Assessment, and Efficacy. **BMJ**, v. 316, p. 354–360, 1998. Disponível em: https://doi.org/10.1136/bmj.316.7128.354. Acesso em: 29 jul. 2025.

46 HAND, C. *et al.* Long-Term Outcome of Frozen Shoulder. **Journal of Shoulder and Elbow Surgery**, v. 17, n. 2, p. 231–236, 2008. Disponível em: https://doi.org/10.1016/j.jse.2007.05.009. Acesso em: 29 jul. 2025.

47 GRANT, J. A. *et al.* Comparison of Manipulation and Arthroscopic Capsular Release for Adhesive Capsulitis: A Systematic Review. **Journal of Shoulder and Elbow Surgery**, v. 22, n. 8, p. 1135–1145, 2013. Disponível em: https://doi.org/10.1016/j.jse.2013.01.010. Acesso em: 29 jul. 2025.

48 REIMAN, M. P. *et al.* Consensus Recommendations on the Classification, Definition and Diagnostic Criteria of Hip-Related Pain in Young and Middle-Aged Active Adults from the International Hip-Related Pain Research Network, Zurich 2018. **British Journal of Sports Medicine**, v. 54, n. 11, p. 631–641, 2020. Disponível em: https://doi.org/10.1136/bjsports-2019-101453. Acesso em: 29 jul. 2025.

49 CASARTELLI, N. C. *et al.* What Treatment Options Exist for Patients with Femoroacetabular Impingement Syndrome but without Surgical Indication? **British Journal of Sports Medicine**, v. 52, n. 9, p. 552–553, 2017. Disponível em: https://doi.org/10.1136/bjsports-2017-098059. Acesso em: 29 jul. 2025.

50 EMARA, K. *et al.* Conservative Treatment for Mild Femoroacetabular Impingement. **Journal of Orthopaedic Surgery**, v. 19, n. 1, p. 41–45, 2011. Disponível em: https://doi.org/10.1177/230949901101900109. Acesso em: 29 jul. 2025.
51 GRIFFIN, D. R. *et al.* Hip Arthroscopy Versus Best Conservative Care for the Treatment of Femoroacetabular Impingement Syndrome (UK FASHIoN): A Multicentre Randomised Controlled Trial. **The Lancet**, v. 391, n. 10136, p. 2225–2235, 2018. Disponível em: https://doi.org/10.1016/S0140-6736(18)31202-9. Acesso em: 29 jul. 2025.
52 THORBORG, K. *et al.* Clinical Examination, Diagnostic Imaging, and Testing of Athletes with Groin Pain: An Evidence-Based Approach to Effective Management. **Journal of Orthopaedic & Sports Physical Therapy**, v. 48, n. 4, p. 239–249, 2018. Disponível em: https://doi.org/10.2519/jospt.2018.7850. Acesso em: 29 jul. 2025.
53 STASINOPOULOS, D.; JOHNSON, M. I. Effectiveness of Extracorporeal Shock Wave Therapy for Tennis Elbow (Lateral Epicondylitis). **British Journal of Sports Medicine**, v. 39, n. 3, p. 132–136, 2005. Disponível em: https://doi.org/10.1136/bjsm.2004.015545. Acesso em: 29 jul. 2025.
54 BISSET, L. *et al.* A Systematic Review and Meta-Analysis of Clinical Trials on Physical Interventions for Lateral Epicondylalgia. **British Journal of Sports Medicine**, v. 39, n. 7, p. 411–422, 2005. Disponível em: https://doi.org/10.1136/bjsm.2004.016170. Acesso em: 29 jul. 2025.
55 COOMBES, B. K.; BISSET, L.; VICENZINO, B. Management of Lateral Elbow Tendinopathy: One Size Does Not Fit All. **Journal of Orthopaedic & Sports Physical Therapy**, v. 45, n. 11, p. 938–949, 2015. Disponível em: https://doi.org/10.2519/jospt.2015.5841. Acesso em: 29 jul. 2025.
56 *Ibidem.*
57 MALLIARAS, P. *et al.* Patellar Tendinopathy: Clinical Diagnosis, Load Management, and Advice for Challenging Case Presentations. **Journal of Orthopaedic & Sports Physical Therapy**, v. 45, n. 11, p. 887–898, 2015. Disponível em: https://doi.org/10.2519/jospt.2015.5987. Acesso em: 29 jul. 2025.
58 VICENZINO, B. *et al.* Specific Manipulative Therapy Treatment for Chronic Lateral Epicondylalgia Produces Uniquely Characteristic Hypoalgesia. **Manual Therapy**, v. 6, n. 4, p. 205–212, 2001. Disponível em: https://doi.org/10.1054/math.2001.0411. Acesso em: 29 jul. 2025.
59 COOMBES, B. K.; BISSET, L.; VICENZINO, B. *op. cit.*
60 *Ibidem.*
61 VICENZINO, B. *et al. op. cit.*
62 BISSET, L. *et al. op. cit.*
63 BEYER, R. *et al.* Heavy Slow Resistance Versus Eccentric Training as Treatment for Achilles Tendinopathy. **The American Journal of Sports Medicine**, v. 43, n. 7, p. 1704–1711, 2015. Disponível em: https://doi.org/10.1177/0363546515584760. Acesso em: 29 jul. 2025.
64 MALLIARAS, P. *et al.* Achilles and Patellar Tendinopathy Loading Programmes. **Sports Medicine**, v. 43, n. 4, p. 267–286, 2013. Disponível em: https://doi.org/10.1007/s40279-013-0019-z. Acesso em: 29 jul. 2025.
65 COOK, J. L.; PURDAM, C. Is Compressive Load A Factor in The Development of Tendinopathy? **British Journal of Sports Medicine**, v. 46, n. 3, p. 163–168, 2011. Disponível em: https://doi.org/10.1136/bjsports-2011-090414. Acesso em: 29 jul. 2025.
66 SILBERNAGEL, K. G.; STEELE, R.; MANAL, K. Deficits in Heel-Rise Height and Achilles Tendon Elongation Occur in Patients Recovering from an Achilles Tendon Rupture.

The American Journal of Sports Medicine, v. 40, n. 7, p. 1564–1571, 2012. Disponível em: https://doi.org/10.1177/0363546512447926. Acesso em: 29 jul. 2025.

67 POWERS, C. M. The Influence of Abnormal Hip Mechanics on Knee Injury: A Biomechanical Perspective. **Journal of Orthopaedic & Sports Physical Therapy**, v. 40, n. 2, p. 42–51, 2010. Disponível em: https://doi.org/10.2519/jospt.2010.3337. Acesso em: 29 jul. 2025.

68 MESIHA, M. S. *et al.* Exploring the Beliefs, Perceptions, and Experiences of Individuals with Tendinopathy: A Systematic Review and Meta-Ethnography of Qualitative Studies. **Physical Therapy**, v. 105, n. 7, pzaf060, 2025. Disponível em: https://doi.org/10.1093/ptj/pzaf060. Acesso em: 29 jul. 2025.

69 BARTON, C. J. *et al.* Gluteal Muscle Activity and Patellofemoral Pain Syndrome: A Systematic Review. **British Journal of Sports Medicine**, v. 47, n. 4, p. 207–214, 2012. Disponível em: https://doi.org/10.1136/bjsports-2012-090953. Acesso em: 29 jul. 2025.

70 SAAD, M. C. *et al.* Is Hip Strengthening the Best Treatment Option for Females with Patellofemoral Pain? A Randomized Controlled Trial of Three Different Types of Exercises. **Brazilian Journal of Physical Therapy**, v. 22, n. 5, p. 408–416, 2018. Disponível em: https://doi.org/10.1016/j.bjpt.2018.03.009. Acesso em: 29 jul. 2025.

71 PETERSEN, W. *et al.* Patellofemoral Pain Syndrome. **Knee Surgery, Sports Traumatology, Arthroscopy**, v. 22, n. 10, p. 2264–2274, 2013. Disponível em: https://doi.org/10.1007/s00167-013-2759-6. Acesso em: 29 jul. 2025.

72 FREDERICSON, M. *et al.* Hip Abductor Weakness in Distance Runners with Iliotibial Band Syndrome. **Clinical Journal of Sport Medicine**, v. 10, n. 3, p. 169–175, 2000. Disponível em: https://doi.org/10.1097/00042752-200007000-00004. Acesso em: 29 jul. 2025.

73 VALLE, X. *et al.* Muscle Injuries in Sports: A New Evidence-Informed and Expert Consensus-Based Classification with Clinical Application. **Sports Medicine**, v. 47, n. 7, p. 1241–1253, 2016. Disponível em: https://doi.org/10.1007/s40279-016-0647-1. Acesso em: 29 jul. 2025.

74 CROSSLEY, K. M. *et al.* 2016 Patellofemoral Pain Consensus Statement from the 4th International Patellofemoral Pain Research Retreat, Manchester. Part 2: Recommended Physical Interventions (Exercise, Taping, Bracing, Foot Orthoses and Combined Interventions). **British Journal of Sports Medicine**, v. 50, n. 14, p. 844–852, 2016. Disponível em: https://doi.org/10.1136/bjsports-2016-096268. Acesso em: 29 jul. 2025.

75 WILLY, R. W. *et al.* Patellofemoral Pain. **Journal of Orthopaedic & Sports Physical Therapy**, v. 49, n. 9, p. 623–681, 2019. Disponível em: https://doi.org/10.2519/jospt.2019.0302. Acesso em: 29 jul. 2025.

76 TIMMINS, R. *et al.* Anatomy of the Hamstrings. *In*: THORBORG, K.; OPAR, D.; SHIELD, A. (ed.). Prevention and Rehabilitation of Hamstring Injuries. [S. l.]: Springer, 2020. p. 1–30. Disponível em: https://link.springer.com/chapter/10.1007/978-3-030-31638-9_1. Acesso em: 28 ago. 2025.

77 VAN DER HORST, N. *et al.* The Preventive Effect of the Nordic Hamstring Exercise on Hamstring Injuries in Amateur Soccer Players: A Randomized Controlled Trial. **The American Journal of Sports Medicine**, v. 43, n. 6, p. 1316–1323, 2015. Disponível em: https://doi.org/10.1177/0363546515574057. Acesso em: 29 jul. 2025.

78 ASKLING, C. M. *et al.* Acute First-Time Hamstring Strains during High-Speed Running. **The American Journal of Sports Medicine**, v. 35, n. 2, p. 197–206, 2007. Disponível em: https://doi.org/10.1177/0363546506294679. Acesso em: 29 jul. 2025.

79 SERNER, A. *et al.* Diagnosis of Acute Groin Injuries: A Prospective Study of 110 Athletes.

The American Journal of Sports Medicine, v. 43, n. 8, p. 1857–1864, 2015. Disponível em: https://doi.org/10.1177/0363546515585123. Acesso em: 29 jul. 2025.

80 ZAMBALDI, M.; BEASLEY, I.; RUSHTON, A. Return to Play Criteria after Hamstring Muscle Injury in Professional Football: A Delphi Consensus Study. **British Journal of Sports Medicine**, v. 51, n. 16, p. 1221–1226, 2017. Disponível em: https://doi.org/10.1136/bjsports-2016-097131. Acesso em: 29 jul. 2025.

81 ARDERN, C. L. *et al.* A Systematic Review of the Psychological Factors Associated with Returning to Sport Following Injury. **British Journal of Sports Medicine**, v. 47, n. 17, p. 1120–1126, 2013. Disponível em: https://doi.org/10.1136/bjsports-2012-091203. Acesso em: 29 jul. 2025.

82 MISHRA, A. *et al.* Association of Calcaneal Spur in Patients with Plantar Fasciitis. **International Journal of Research in Orthopaedics**, v. 10, n. 5, p. 996–1000, 2024. Disponível em: https://dx.doi.org/10.18203/issn.2455-4510.IntJResOrthop20242394. Acesso em: 29 jul. 2025.

83 MORRISSEY, D. *et al.* Management of Plantar Heel Pain: A Best Practice Guide Informed by a Systematic Review, Expert Clinical Reasoning and Patient Values. **British Journal of Sports Medicine**, v. 55, n. 19, p. 1106–1118, 2021. Disponível em: https://doi.org/10.1136/bjsports-2019-101970. Acesso em: 29 jul. 2025.

84 DIGIOVANNI, B. F. *et al.* Tissue-Specific Plantar Fascia-Stretching Exercise Enhances Outcomes in Patients with Chronic Heel Pain: A Prospective, Randomized Study. **The Journal of Bone and Joint Surgery**. American Volume, v. 85, n. 7, p. 1270–1277, 2003. Disponível em: https://doi.org/10.2106/00004623-200307060-00013. Acesso em: 29 jul. 2025.

LIM, A.; HOW, C.; TAN, B. Management of Plantar Fasciitis in the Outpatient Setting. **Singapore Medical Journal**, v. 57, n. 4, p. 168–170, 2016. Disponível em: https://doi.org/10.11622/smedj.2016069. Acesso em: 29 jul. 2025.

85 BABATUNDE, O. O. *et al.* Comparative Effectiveness of Treatment Options for Plantar Heel Pain: A Systematic Review with Network Meta-Analysis. **British Journal of Sports Medicine**, v. 53, n. 3, p. 182–194, 2018. Disponível em: https://doi.org/10.1136/bjsports-2017-098998. Acesso em: 29 jul. 2025.

BOLGLA, L. A.; MALONE, T. R. Plantar Fasciitis and the Windlass Mechanism: A Biomechanical Link to Clinical Practice. **Journal of Athletic Training**, v. 39, n. 1, p. 77–82, 2024. Disponível em: https://pmc.ncbi.nlm.nih.gov/articles/PMC385265/. Acesso em: 29 jul. 2025.

MORRISSEY, D. *et al. op. cit.*

86 LANDORF, K. B.; KEENAN, A.-M.; HERBERT, R. D. Effectiveness of Foot Orthoses to Treat Plantar Fasciitis. **Archives of Internal Medicine**, v. 166, n. 12, p. 1305–1310, 2006. Disponível em: https://doi.org/10.1001/archinte.166.12.1305. Acesso em: 29 jul. 2025.

87 IRVING, D. B.; COOK, J. L.; MENZ, H. B. Factors Associated with Chronic Plantar Heel Pain: A Systematic Review. **Journal of Science and Medicine in Sport**, v. 9, n. 1–2, p. 11–22, 2006. Disponível em: https://doi.org/10.1016/j.jsams.2006.02.004. Acesso em: 29 jul. 2025.

88 DIGIOVANNI, B. F. *et al. op. cit.*

89 BOLGLA, L. A.; MALONE, T. R. *op. cit.*

MORRISSEY, D. *et al. op. cit.*

90 LANDORF, K. B.; KEENAN, A.-M.; HERBERT, R. D. *op. cit.*

91 BABATUNDE, O. O. *et al. op. cit.*

92 BOLGLA, L. A.; MALONE, T. R. *op. cit.*

93 BABATUNDE, O. O. *et al. op. cit.*
94 HARDEN, N. R. *et al.* Validation of Proposed Diagnostic Criteria (the "Budapest Criteria") for Complex Regional Pain Syndrome. **Pain**, v. 150, n. 2, p. 268–274, 2010. Disponível em: https://doi.org/10.1016/j.pain.2010.04.030. Acesso em: 29 jul. 2025.
95 ROYAL COLLEGE OF PHYSICIANS. **Complex Regional Pain Syndrome in Adults**. UK Guidelines for Diagnosis, Referral and Management in Primary and Secondary Care. Reino Unido: Royal College of Physicians, maio 2012. Disponível em: https://ppa.csp.org.uk/system/files/complex_regional_pain_full_version_1.pdf. Acesso em: 12 jun. 2025.
96 MOSELEY, G. L. Graded Motor Imagery for Pathologic Pain: A Randomized Controlled Trial. **Neurology**, v. 67, n. 12, p. 2129–2134, 2006. Disponível em: https://doi.org/10.1212/01.wnl.0000249112.56935.32. Acesso em: 29 jul. 2025.
97 VAN VELZEN, G. A. J. *et al.* Health-Related Quality of Life in 975 Patients with Complex Regional Pain Syndrome Type 1. **Pain**, v. 155, n. 3, p. 629–634, 2014. Disponível em: https://doi.org/10.1016/j.pain.2013.12.017. Acesso em: 29 jul. 2025.
98 BRUEHL, S. Complex Regional Pain Syndrome. **BMJ**, v. 351, h2730, 2015. Disponível em: https://doi.org/10.1136/bmj.h2730. Acesso em: 29 jul. 2025.
99 MACFARLANE, G. J. *et al. op. cit.*
100 CLAUW, D. J. *op. cit.*
101 BERNARDY, K. *et al.* Efficacy of Cognitive-Behavioral Therapies in Fibromyalgia Syndrome: A Systematic Review and Meta-Analysis of Randomized Controlled Trials. **The Journal of Rheumatology**, v. 37, n. 10, p. 1991–2005, 2010. Disponível em: https://doi.org/10.3899/jrheum.100104. Acesso em: 29 jul. 2025.
102 BUSCH, A. J. *et al. op. cit.*
103 ARNOLD, L. M. *et al.* A Framework for Fibromyalgia Management for Primary Care Providers. **Mayo Clinic Proceedings**, v. 87, n. 5, p. 488–496, 2012. Disponível em: https://doi.org/10.1016/j.mayocp.2012.02.010. Acesso em: 29 jul. 2025.
104 HÄUSER, W.; THIEME, K.; TURK, D. C. *op. cit.*

CAPÍTULO 10

1 BRINJIKJI, W. *et al. op. cit.*
2 REGISTER, B.; PENNOCK, A.T., HO, C.P.; STRICKLAND, C.D.; LAWAND, A.; PHILIPPON, M.J. Prevalence of Abnormal Hip Findings in Asymptomatic Participants: A Prospective, Blinded Study. **Am J Sports Med**. v. 40, n. 12, p. 2720–2724, 2012. Disponível em: journals.sagepub.com/doi/10.1177/0363546512462124. Acesso em: 3 set. 2025.
3 HORGA, L.M.; WILKINSON, J.M.; CHOI, Y., FOTIADOU, A.; LEE, J.H.; MALHOTRA, A. *et al.* 3.0 T MRI Findings of 104 Hips of Asymptomatic Adults: from Non-specific Abnormalities to Osteoarthritis. **BMJ Open Sport Exerc Med**. v. 7, n. 2, p. e000997, 2021. Disponível em: bmjopensem.bmj.com/content/7/2/e000997. Acesso em: 3 set. 2025.
4 ENGLUND, M. *et al.* Incidental Meniscal Findings on Knee MRI in Middle-Aged and Elderly Persons. **The New England Journal of Medicine**, v. 359, n. 11, p. 1108–1115, 2008. Disponível em: https://doi.org/10.1056/NEJMoa0800777. Acesso em: 29 jul. 2025.
5 REGISTER, B. *et al.* Prevalence of Abnormal Hip Findings in Asymptomatic Participants. **American Journal of Sports Medicine**, v. 40, n. 12, p. 2720-2724, 2012. Disponível em: https://doi.org/10.1177/0363546512462124. Acesso em: 29 jul. 2025.

6 MEGHPARA, M.B.; BOWERS, A.L., ULLRICH, B.A.; MALDONADO, D.R.; DOMB, B.G. Prevalence of Gluteus Medius Pathology on Magnetic Resonance Imaging in Patients Undergoing Hip Arthroscopy for Femoroacetabular Impingement: Asymptomatic Tears Are Rare, Whereas Tendinosis is Common. **Am J Sports Med**. v. 48, n. 12, p. 2933–2938, 2020. Disponível em: journals.sagepub.com/doi/10.1177/0363546520952766. Acesso em: 3 set. 2025.

7 GRIMALDI, A.; FEARON, A. Gluteal Tendinopathy: Integrating Pathomechanics and Clinical Features in Its Management. **J Orthop Sports Phys Ther**. v. 45, n. 11, p. 910-922, 2015. Disponível em: www.jospt.org/doi/10.2519/jospt.2015.5829. Acesso em: 3 set. 2025.

8 BEDSON, J.; CROFT, P. R. The Discordance between Clinical and Radiographic Knee Osteoarthritis: A Systematic Search and Summary of the Literature. **BMC Musculoskeletal Disorders**, v. 9, art. 116, 2008. Disponível em: https://doi.org/10.1186/1471-2474-9-116. Acesso em: 29 jul. 2025.

9 MATSUMOTO, M. *et al.* MRI of Cervical Intervertebral Discs in Asymptomatic Subjects. **The Bone & Joint Journal**, v. 80, n. 1, p. 19–24, 1998. Disponível em: https://doi.org/10.1302/0301-620X.80B1.0800019. Acesso em: 29 jul. 2025.

10 TEUNIS, T. *et al.* A Systematic Review and Pooled Analysis of the Prevalence of Rotator Cuff Disease with Increasing Age. **Journal of Shoulder and Elbow Surgery**, v. 23, n. 12, p. 1913–1921, 2014. Disponível em: https://doi.org/10.1016/j.jse.2014.08.001. Acesso em: 29 jul. 2025.

11 LOHMAN, M. *et al.* MRI Abnormalities of Foot and Ankle in Asymptomatic, Physically Active Individuals. **AJR Am J Roentgenol**. v. 176, n. 3, p. 601–604, 2001. Disponível em: link.springer.com/article/10.1007/s002560000316. Acesso em: 3 set. 2025.

12 SAIRYO, K. *et al.* MRI Signal Changes of the Pedicle as an Indicator for Early Diagnosis of Spondylolysis in Children and Adolescents: A Clinical and Biomechanical Study. **Spine**, v. 31, n. 2, p. 206–211, 2006. Disponível em: https://doi.org/10.1097/01.brs.0000195161.60549.67. Acesso em: 29 jul. 2025.

13 TEMPELHOF, S.; RUPP, S.; SEIL, R. Age-Related Prevalence of Rotator Cuff Tears in Asymptomatic Shoulders. **Journal of Shoulder and Elbow Surgery**, v. 8, n. 4, p. 296–299, 1999. Disponível em: https://doi.org/10.1016/s1058-2746(99)90148-9. Acesso em: 29 jul. 2025.

14 BRINJIKJI, W.; DJEHN, F.E.; JARVIK, J.G.; CARR, C.M.; KALLMES, D.F.; MURAD, M.H. *et al.* MRI Findings of Disc Degeneration are More Prevalent in Adults with Low Back Pain than in Asymptomatic Controls: A Systematic Review and Meta-Analysis. **AJNR Am J Neuroradiol**. v. 36, n. 12, p. 2394–2399, 2015. Disponível em: www.ajnr.org/content/36/12/2394. Acesso em: 3 set. 2025.
JENSEN, M.C.; BRANT-ZAWADZKI, M.N.; OBUCHOWSKI, N.; MODIC, M.T.; MALKASIAN, D.; ROSS, J.S. Magnetic Resonance Imaging of the Lumbar Spine in People Without Back Pain. **N Engl J Med**, v. 331, n. 2, p. 69–73, 1994. Disponível em: www.nejm.org/doi/full/10.1056/NEJM199407143310201. Acesso em: 3 set. 2025.

15 SHER, J.S.; URIBE, J.W.; POSADA, A.; MURPHY, B.J.; ZLATKIN, M.B. Abnormal Findings on Magnetic Resonance Images of Asymptomatic Shoulders. **J Bone Joint Surg Am**, v. 77, n. 1, p. 10–15, 1995. Disponível em: journals.lww.com/jbjsjournal/abstract/1995/01000/abnormal_findings_on_magnetic_resonance_images_of.2.aspx. Acesso em: 3 set. 2025.

CAPÍTULO 11

1 CHROUSOS, G. P. Stress and Disorders of the Stress System. **Nature Reviews Endocrinology**, v. 5, n. 7, p. 374–381, 2009. Disponível em: https://doi.org/10.1038/nrendo.2009.106. Acesso em: 29 jul. 2025.
2 FINAN, P. H.; GOODIN, B. R.; SMITH, M. T. The Association of Sleep and Pain: An Update and a Path Forward. **The Journal of Pain**, v. 14, n. 12, p. 1539–1552, 2013. Disponível em: https://doi.org/10.1016/j.jpain.2013.08.007. Acesso em: 29 jul. 2025.
3 BUSHNELL, M. C.; ČEKO, M.; LOW, L. A. *op. cit.*
VACHON-PRESSEAU, E. *et al.* The Emotional Brain as a Predictor and Amplifier of Chronic Pain. **Journal of Dental Research**, v. 95, n. 6, p. 605–612, 2016. Disponível em: https://doi.org/10.1177/0022034516638027. Acesso em: 29 jul. 2025.
4 ZEIDAN, F. *et al.* Mindfulness-Meditation-Based Pain Relief Is Not Mediated by Endogenous Opioids. **Journal of Neuroscience**, v. 36, n. 11, p. 3391–3397, 2016. Disponível em: https://doi.org/10.1523/JNEUROSCI.4328-15.2016. Acesso em: 29 jul. 2025.
5 *Ibidem.*
6 MOSELEY, G. L.; BUTLER, D. S. *op. cit.*
7 FROHNHOFEN, H. Pain and Sleep: A Bidirectional Relationship. **Zeitschrift für Gerontologie und Geriatrie**, v. 51, n. 8, p. 871–874, 2018. Disponível em: https://doi.org/10.1007/s00391-018-01461-8. Acesso em: 29 jul. 2025.
8 STOTT, D. *et al.* Interactions with Nature, Good for the Mind and Body: A Narrative Review. **International Journal of Environmental Research and Public Health**, v. 21, n. 3, art. 329, 2024. Disponível em: https://doi.org/10.3390/ijerph21030329. Acesso em: 29 jul. 2025.

CAPÍTULO 12

1 FOSTER, N. E. *et al. op. cit.*
2 GENEEN, L. J. *et al. op. cit.*
3 OLIVEIRA, C. B. *et al.* Clinical Practice Guidelines for the Management of Non-Specific Low Back Pain in Primary Care: An Updated Overview. **European Spine Journal**, v. 27, n. 11, p. 2791–2803, 2018. Disponível em: https://doi.org/10.1007/s00586-018-5673-2. Acesso em: 29 jul. 2025.

CAPÍTULO 13

1 THIESE, M.S.; HEGMANN, K.T., WOOD, E. *et al.* Prevalence of Low Back Pain in General Population Developed Countries: Lifetime Prevalence Reportedly 75–84%. **BMC Musculoskeletal Disorders**. v. 15, n. 283, 2014. Disponível em: bmcmusculoskeletdisord.biomedcentral.com/articles/10.1186/1471-2474-15-283. Acesso em: 3 set. 2025.
2 KAMINSKI, J. S. C. *et al.* Dados epidemiológicos da dor lombar: prevalência, incidência e incapacidade funcional globalmente e no Brasil. *In*: CIÊNCIA médica: descobertas científicas para uma saúde transformadora. São José dos Pinhais: Seven, 2023. Disponível em: https://sevenpubl.com.br/editora/article/view/2520. Acesso em: 28 ago. 2025.
3 INSTITUTE FOR HEALTH METRICS AND EVALUATION. **Global Burden of Disease 2021 Findings from the GBD 2021 Study**. Washington D.C.: Institute for Health Metrics and Evaluation, 2021. Disponível em: www.healthdata.org/sites/default/files/2024-05/GBD_2021_Booklet_FINAL_2024.05.16.pdf. Acesso em: 12 jun. 2025.

4 O'SULLIVAN, P. B. *et al.* Back to Basics: 10 Facts Every Person Should Know About Back Pain. **British Journal of Sports Medicine**, v. 54, n. 12, p. 698–699, 2020. Disponível em: https://doi.org/10.1136/bjsports-2019-101611. Acesso em: 29 jul. 2025.

5 BRINJIKJI, W. *et al. op. cit.*

6 LOUW, A. *et al. op. cit.*

MOSELEY, G. L. Joining Forces – Combining Cognition-Targeted Motor Control Training with Group or Individual Pain Physiology Education: A Successful Treatment for Chronic Low Back Pain. **Journal of Manual & Manipulative Therapy**, v. 11, n. 2, p. 88–94, 2003. Disponível em: https://doi.org/10.1179/106698103790826383. Acesso em: 29 jul. 2025.

7 O'SULLIVAN, P. B. *et al. op. cit.*

8 NIJS, J. *et al.* Exercise Therapy for Chronic Musculoskeletal Pain: Innovation by Altering Pain Memories. **Manual Therapy**, v. 20, n. 1, p. 216–220, 2015. Disponível em: https://doi.org/10.1016/j.math.2014.07.004. Acesso em: 29 jul. 2025.

SMEETS, R. J. E. M. *et al.* Reduction of Pain Catastrophizing Mediates the Outcome of Both Physical and Cognitive-Behavioral Treatment in Chronic Low Back Pain. **The Journal of Pain**, v. 7, n. 4, p. 261–271, 2006. Disponível em: https://doi.org/10.1016/j.jpain.2005.10.011. Acesso em: 29 jul. 2025.

9 KOSEK, E. *et al. op. cit.*

10 LOUW, A. *et al. op. cit.*

MA, X. *et al.* A Systematic Review and Meta-Analysis of Pain Neuroscience Education for Chronic Low Back Pain: Short-Term Outcomes of Pain and Disability. **Physiotherapy: Theory and Practice**, v. 40, n. 9, p. 2130–2149, 2024. Disponível em: https://doi.org/10.1080/09593985.2023.2232003. Acesso em: 29 jul. 2025.

11 SARAGIOTTO, B. T. *et al.* Motor Control Exercise for Chronic Non-Specific Low-Back Pain. **Cochrane Database of Systematic Reviews**, v. 1, CD012004, 2016. Disponível em: https://doi.org/10.1002/14651858.CD012004. Acesso em: 29 jul. 2025.

12 LOUW, A. *et al. op. cit.*

MOSELEY, G. L. *op. cit.*

Este livro foi impresso
pela gráfica Grafilar em
papel lux cream 70 g/m²
em outubro de 2025.